Lena Lache

Sexualität und Autismus

Die Reihe »Angewandte Sexualwissenschaft« sucht den Dialog: Sie ist interdisziplinär angelegt und zielt insbesondere auf die Verbindung von Theorie und Praxis. Vertreter_innen aus wissenschaftlichen Institutionen und aus Praxisprojekten wie Beratungsstellen und Selbstorganisationen kommen auf Augenhöhe miteinander ins Gespräch. Auf diese Weise sollen die bisher oft langwierigen Transferprozesse verringert werden, durch die praktische Erfahrungen erst spät in wissenschaftlichen Institutionen Eingang finden. Gleichzeitig kann die Wissenschaft so zur Fundierung und Kontextualisierung neuer Konzepte beitragen.

Der Reihe liegt ein positives Verständnis von Sexualität zugrunde. Der Fokus liegt auf der Frage, wie ein selbstbestimmter und wertschätzender Umgang mit Geschlecht und Sexualität in der Gesellschaft gefördert werden kann. Sexualität wird dabei in ihrer Eingebundenheit in gesellschaftliche Zusammenhänge betrachtet: In der modernen bürgerlichen Gesellschaft ist sie ein Lebensbereich, in dem sich Geschlechter-, Klassen- und rassistische Verhältnisse sowie weltanschauliche Vorgaben – oft konflikthaft – verschränken. Zugleich erfolgen hier Aushandlungen über die offene und Vielfalt akzeptierende Fortentwicklung der Gesellschaft.

BAND 6
ANGEWANDTE SEXUALWISSENSCHAFT
Herausgegeben von Ulrike Busch, Harald Stumpe,
Heinz-Jürgen Voß und Konrad Weller,
Institut für Angewandte Sexualwissenschaft
an der Hochschule Merseburg

Lena Lache

Sexualität und Autismus

Die Bedeutung von Kommunikation und Sprache für die sexuelle Entwicklung

Psychosozial-Verlag

Bibliografische Information der Deutschen Nationalbibliothek
Die Deutsche Nationalbibliothek verzeichnet diese Publikation in der Deutschen Nationalbibliografie; detaillierte bibliografische Daten sind im Internet über http://dnb.d-nb.de abrufbar.

Originalausgabe

Walltorstr. 10, D-35390 Gießen
Fon: 06 41 - 96 99 78 - 18; Fax: 06 41 - 96 99 78 - 19
E-Mail: info@psychosozial-verlag.de
www.psychosozial-verlag.de

Lektorat: Salih Alexander Wolter
Umschlagabbildung: Nina Weber, »Ohne Titel«, 2015 ©
Innenlayout und Umschlaggestaltung nach Entwürfen von
Hanspeter Ludwig, Wetzlar
www.imaginary-world.de
Satz: metiTEC-Software, me-ti GmbH, Berlin
ISBN 978-3-8379-2518-0

Inhalt

My Body

Heads and shoulders, knees and toes, knees and toes,
This is how the saying goes.
But what of pubic hair that grows?
Of penis, vagina, breasts and those?

What of feelings, periods and figures?
Why do we have them?
Is it the same for Jane, Tom and Ben?
Can we identify all of the triggers?

Do I have to go through this?
Could I not just give it a miss?
I was OK before all of these changes,
Now I erupt into multiple rages.

Now I have feelings I didn't feel before.
Now I have times I can't go out the door.
Now I want what I had before,
But also my body desires so much more.

My mind cannot keep up with all of these things,
My head takes me places where my heart rarely sings.
But then what to do and what should I say?
I think it is best if it just all goes away!

Wendy Lawson

Einleitung

Wendy Lawson – Psychologin, Mutter eines autistischen Sohnes und selbst diagnostizierte Autistin – beschreibt in ihrem Gedicht *My Body* (vgl. Lawson, 2005, S. 17), wie wichtig ein Verständnis der eigenen Sexualität und der damit einhergehenden Entwicklungsprozesse, Bedürfnisse und Empfindungen ist.

Dieses Verständnis entwickelt sich typischerweise im Verlauf von Sexualisationsprozessen und durch den kommunikativen Austausch mit dem Umfeld. Für Menschen, die über gut ausgebildete sprachliche Fähigkeiten verfügen, ist die Teilhabe an diesen Prozessen fast selbstverständlich. Aber wie sieht es mit den Menschen aus, denen diese Selbstverständlichkeiten nicht zuteil werden?

Die vorliegende Publikation beleuchtet, welche Bedeutung Kommunikation und Sprache sowohl für die (psycho-)sexuelle Entwicklung als auch für die damit einhergehenden Sexualisationsprozesse, vor allem für Menschen aus dem Autismus-Spektrum, haben.

Während zur Sexualität und zur sexuellen Entwicklung von Menschen mit beispielsweise Körperbehinderungen oder Lernschwierigkeiten mittlerweile ein recht umfangreicher Bestand an entsprechender Fachliteratur existiert, mangelt es noch immer erheblich an adäquaten Veröffentlichungen speziell zur Sexualität und zur sexuellen Entwicklung autistischer Menschen (vgl. Preißmann, 2009, S. 82). Die hier dargestellten Erkenntnisse und hypothetischen Anwendungsversuche sind daher als vorläufige Vorschläge zu verstehen, die vor allem dazu dienen sollen, weitere spezifische Forschungsarbeiten anzuregen, damit Autismus dauerhaft in sexualpädagogischen Konzeptentwicklungen verankert wird. Grundlagen für die Bearbeitung des Themas sind neben den Ergebnissen einer umfangreichen Recherche vorhandener Fachliteratur vor allem das durch langjährige wissenschaftliche Auseinandersetzung fundierte eigene Verständnis der Autorin von Sexualität und sexueller Entwicklung sowie das aus ihren langjährigen Erfahrungen in der Arbeit mit Menschen mit Autismus resultierende Verständnis für autismusspezifische Besonderheiten, Lern- und Entwicklungsbedürfnisse.

Das Buch gliedert sich in fünf große Teile. Im ersten Teil erfolgt eine ausführliche Beschreibung des Autismus-Spektrums, im Zuge derer vor allem auf mögliche Ursachen und symptomatische Besonderheiten eingegangen wird.

Der zweite Teil beschäftigt sich mit den Grundlagen zwischenmenschlicher Kommunikation, wobei nach einer Erläuterung einzelner Begrifflichkeiten zunächst auf Sprache und die Sprachentwicklung eingegangen wird, bevor exemplarisch einzelne Methoden der Unterstützen Kommunikation (UK), wie sie von Menschen aus dem Autismus-Spektrum genutzt werden, vorgestellt werden.

Im dritten Teil des Buches werden für die Bearbeitung des Themas wichtige Begrifflichkeiten sowie einzelne Phasen (psycho-)sexueller Entwicklung ausführlich erklärt. Hierbei werden bewusst nur die Phasen von der Geburt bis zur Pubertät beschrieben, die als zentral für sexuelle Bildungsprozesse gelten. Da sexuelle Bildung und Entwicklung als lebenslange Prozesse zu verstehen sind, bedarf es auch für die an die Pubertät anschließenden (psycho-)sexuellen Entwicklungsphasen spezifischer Studien, vor allem im Bereich Autismus. Mithilfe dieses Buches sollen wichtige Erkenntnisse beigesteuert werden.

Im vierten Teil werden die bisher gewonnenen Erkenntnisse zum Autismus-Spektrum, zur Kommunikation und zur (psycho-)sexuellen Entwicklung zusammengeführt und die vorgestellten Methoden der Unterstützten Kommunikation auf deren Alltagstauglichkeit im Kontext von Sexualisationsprozessen untersucht.

Im abschließenden fünften Teil erfolgt ein persönliches Resümee, das aus der Auseinandersetzung mit der Thematik sowie den daraus resultierenden Erkenntnissen gezogen wird. Zudem wird ein Ausblick auf eine mögliche und vor allem notwendige zukünftige wissenschaftliche Bearbeitung des Themas *Sexualität und Autismus* gegeben.

In der vorliegenden Publikation wird bei Personenbeschreibungen das sogenannte *Gender-Gap* genutzt, um auch geschlechtliche Identitäten außerhalb der Zuschreibungen *männlich* oder *weiblich* zu berücksichtigen. Um den Lesefluss nicht zu unterbrechen, stehen wichtige Erläuterungen in den Fußnoten.

I. Das Autismus-Spektrum

1. Geschichtliches

Der Begriff *Autismus* leitet sich von den griechischen Wörtern *autos* (= selbst) und *ismos* (= Zustand, Orientierung) ab und wurde von dem Schweizer Psychiater Eugen Bleuler (1857–1939) geprägt, der damit im Jahr 1911 in seiner Arbeit *Dementia praecox oder Gruppe der Schizophrenien* den »egozentrischen Rückzug in sich selbst und die eigene Gedankenwelt, bei gleichzeitigem Abschied der Außenwelt« (Bölte, 2009, S. 21f.), bei Personen mit sogenannten *schizophrenen Störungen* beschrieb. Mehr als ein Vierteljahrhundert später adaptierten zwei Mediziner diesen Begriff in ihren Darstellungen von sozialen und kommunikativen Besonderheiten bei Kindern und Jugendlichen.

Unabhängig voneinander publizierten der in Amerika lebende Psychiater Leo Kanner (1943) und der österreichische Kinderarzt Hans Asperger (1944) wissenschaftliche Artikel, in denen sie anhand von Falldarstellungen Symptomatiken erläuterten, die große Ähnlichkeiten mit Bleulers Beschreibungen aufwiesen. Während Kanners Ausarbeitungen über die »autistischen Störungen des affektiven Kontakts« (ebd.) heute als erste Veröffentlichung über den sogenannten *Frühkindlichen Autismus* gelten, werden die von Asperger beschriebenen »autistischen Psychopathen im Kindesalter« (ebd.) in den 1980er Jahren dem Begriff *Asperger-Syndrom* zugeordnet.

Sowohl der Frühkindliche Autismus als auch das Asperger-Syndrom zählen zu den sogenannten *Tiefgreifenden Entwicklungsstörungen*, wie sie im ICD-10 (International Statistical Classification of Diseases and Related Health Problems) unter der Einordnung F 84 beschrieben werden (vgl. Rollett, 2002, S. 725). Diese sind gekennzeichnet durch »qualitative Abweichungen in den wechselseitigen sozialen Interaktionen und Kommunikationsmustern sowie durch ein eingeschränktes, stereotypes, sich wiederholendes Repertoire von Interessen und Aktivitäten« (WHO, 1992, S. 218).

Zu den Tiefgreifenden Entwicklungsstörungen zählen neben dem Frühkindlichen Autismus (F 84.0), dem Asperger-Syndrom (F 84.5) und dem Atypischen Autismus (F 84.1) auch das Rett-Syndrom (F 84.2) sowie andere sogenannte desintegrative Störungen des Kindesalters (F 84.3), wie beispielsweise das Heller-Syndrom (vgl. ebd., S. 218f.). Heute geht man davon aus, dass der Frühkindliche Autismus, der Atypische Autismus und das Asperger-Syndrom einem komplexen Spektrum zuzuordnen sind.

> »Gemäß den Klassifikationssystemen ICD-10 und DSM-IV-TR lassen sich verschiedene autistische Störungen durch die dort formulierten diagnostischen Kategorien voneinander und von anderen Störungen unterscheiden. Das alternative Konzept der Autismus-Spektrum-Störung sieht die autistischen Beeinträchtigungen dagegen auf einem Kontinuum oder Spektrum angesiedelt. So stehen nicht bestimmte Merkmale als Abgrenzungskriterien im Mittelpunkt, sondern der Grad der Ausprägung dieser Merkmale, um Autismus zu beschreiben« (Kamp-Becker & Bölte, 2011, S. 28).

Deshalb wird heute in diesem Zusammenhang auch vom sogenannten *Autismus-Spektrum* gesprochen, die Bezeichnung *Autismus-Spektrum-Störung* findet erstmals im DSM-5 (Diagnostic and Statistical Manual of Mental Disorders) Anwendung. Allen autistischen Erscheinungsformen sind Veränderungen in der sozialen Interaktion, der verbalen und nonverbalen Kommunikation sowie eingeschränkte, stereotype und repetitive Handlungsmuster und Interessen gemein (vgl. Schirmer, 2010, S. 12). Eine Unterscheidung kann anhand der unterschiedlichen Ausprägungsgrade von Fähigkeiten im kognitiven, sprachlichen oder motorischen Bereich sowie anhand der veränderten sozialen und adaptiven Fähigkeiten vorgenommen werden (vgl. Kamp-Becker & Bölte, 2011, S. 28):

- ➢ 1. Level = requiring support
- ➢ 2. Level = requiring substantial support
- ➢ 3. Level = requiring very substantial support (vgl. Dose, 2013, S. 233).

Die Übergänge zwischen den einzelnen Formen autistischer Erscheinungen sind fließend und lassen sich nicht genau voneinander abgrenzen.

Während im ICD-10 und im DSM-IV noch von drei Bereichen der Kernsymptomatik ausgegangen wird – in diesem Zusammenhang wurde die Bezeichnung *Triade von Symptomen* verwendet –, werden diese im DSM-5 zu zwei Domänen zusammengefasst:

Triade von Symptomen	Zwei Domänen
Qualitative Beeinträchtigung in der wechselseitigen sozialen Interaktion Qualitative Beeinträchtigung in der Sprache und Kommunikation	Qualitative Beeinträchtigungen in der sozialen Kommunikation
Eingeschränktes, sich wiederholendes Verhaltensrepertoire	Eingeschränktes, sich wiederholendes Verhaltensrepertoire

Tab. 1: Triade von Symptomen vs. zwei Domänen (vgl. Lache, Fortbildung Autismus)

Wichtige zusätzliche Kriterien der Diagnose anhand dieser zwei Domänen sind, dass die beschriebenen Symptome seit frühester Kindheit bestehen und mit steigenden sozialen Anforderungen zunehmen (vgl. Kamp-Becker & Bölte, 2011, S. 30) sowie dass »die Symptome in ihrer Gesamtheit die alltägliche Funktionsfähigkeit der Betroffenen einschränken und beeinträchtigen« (Dose, 2013, S. 233).

Erstmals werden im DSM-5 auch ungewöhnliche sensorische Interessen erfasst (vgl. Kamp-Becker & Bölte, 2011, S. 30) und damit die Besonderheiten in der Wahrnehmung autistischer Menschen berücksichtigt. Diese Hypo- und Hypersensibilitäten in sämtlichen Wahrnehmungsbereichen werden den Kriterien des eingeschränkten, sich wiederholenden Verhaltensrepertoires zugeordnet.

Aufgrund der beschriebenen Veränderungen in den diagnostischen Manualen, der Verbesserung diagnostischer Instrumente sowie einer Erweiterung des diagnostischen Konzepts von Autismus haben sich die Zahlen zur Prävalenz autistischer Erscheinungsformen grundlegend geändert. Während vor ein paar Jahren die Prävalenzzahlen noch bei vier bis fünf autistischen Personen je 10.000 Personen lag, geht man heute von einer Häufigkeit von 60 bis 100 je 10.000 aus (vgl. ebd., S. 25).

Während sich die Bezeichnung *Autismus-Spektrum-Störung* im allgemeinen Sprachgebrauch mittlerweile etabliert hat, werden zunehmend Stimmen laut, die diesem Begriff negative Konnotationen zuschreiben und sich für die Verwendung der Bezeichnungen *Autismus*, *Autismus-Spektrum* oder schlicht *Autist_in* stark machen. Begründet werden diese Forderungen damit, dass die Bezeichnung *Störung* eine sehr negative, defizitäre Vorstellung vom beschriebenen Personenkreis impliziert und den Blick auf Stärken, Ressourcen und individuelle Kompetenzen einschränkt. Hinzu kommt ein Verständnis, wonach Autismus eher »eine Variante neurologischer Vielfalt menschlichen Seins (Neurodiversity) [ist], die es zu akzeptieren und zu respektieren gilt« (Theunissen & Paetz, 2011, S. 7). Eine Loslösung vom Begriff der Autismus-Spektrum-*Störung* ist vor allem im Zuge inklusiver Bestrebungen unabdingbar. Im Kontext dieses Buches, dem eine positive Sichtweise auf das Phänomen Autismus zugrunde liegt, werden daher bevorzugt die Bezeichnungen *Autismus, Autist_in* sowie *Autismus-Spektrum* verwendet.

2. Theorien zur Ätiologie

Die Suche nach den Ursachen für die Entstehung von Autismus begann bereits mit den Publikationen der Untersuchungen von Kanner und Asperger. Noch heute wird die Diagnose fast ausschließlich anhand des beobachtbaren Verhaltens gestellt, da die wirklichen Gründe noch immer ungeklärt sind.

Es gibt eine Vielzahl von veröffentlichten Theorien, die die ätiologischen Faktoren beispielsweise mit Nährstoffunverträglichkeiten (wie Gluten- oder Laktoseunverträglichkeiten und damit einhergehende Beeinträchtigung der Darmfunktionen) (vgl. Schirmer, 2006a, S. 176f.), mit den Nebenwirkungen von Impfstoffen (einen validen Nachweis der Beteiligung von beispielsweise Schutzimpfungen gegen Masern, Mumps oder Röteln bei der Entstehung von Autismus gibt es bis heute nicht [vgl. Frith, 2013, S. 75ff.]), mit einer fehlerhaften Mutter-Kind-Beziehung[1] oder mit prä- beziehungsweise postnatalen (Virus-)Erkrankungen, wie Herpes oder Zytomegalie, zu erklären versuchen.

Diese verschiedenen Ansätze werden von Wissenschaftler_innen und Therapeut_innen zwar rege diskutiert, eine einheitliche Meinung beziehungsweise ein einheitliches, wissenschaftlich fundiertes Erklärungsmodell existiert jedoch bis heute nicht. Vielmehr kommen stets neue Theorien und Erkenntnisse hinzu, die häufig bereits kurz nach ihrer Publikation durch andere Studien falsifiziert werden oder sich nur auf die Erklärung einzelner Symptomkomplexe beziehen. Einigkeit herrscht lediglich darin, dass eine biologische Pathogenese bei allen autistischen Formen vorliegt und diese gleichen oder ähnlichen Ursprungs sind.

Eine der vielfach diskutierten und erforschten Theorien ist beispielsweise die des Einflusses *genetischer Faktoren*. Bereits Asperger stellte bei seinen Untersuchungen fest, dass mindestens ein Elternteil eines autistischen Kindes ähnliche Persönlichkeitsmerkmale aufwies, und vermutete erbliche oder neurologische Ursachen anstelle psychologischer oder umweltbedingter Faktoren (vgl. Attwood, 2008, S. 17). Spätere Forschungen anhand von Familien- und Zwillingsstudien konnten ebenfalls eine mögliche genetische Komponente nachweisen. So ist bei Geschwistern von Kindern aus dem Autismus-Spektrum die Wahrscheinlichkeit ebenfalls Autismus zu entwickeln um ein 50-faches erhöht. Bei eineiigen Zwillingen liegt die Wahrscheinlichkeit sogar bei bis zu 95%.

Bezüglich der genetischen Veranlagung wird vermutet, dass eine oligogene Ätiologie vorliegt und drei bis zehn Gene, vermutlich jedoch eher mehr, für die Vererbung verantwortlich sind (vgl. Preißmann, 2009, S. 14). »Der großen Vielfalt im Erscheinungsbild (= phäno-

1 Bruno Bettelheims (1903-1990) Theorie der sogenannten *Kühlschrankmütter*, die aufgrund von Gefühlskälte gegenüber ihren Kindern schuld an der Entstehung von Autismus seien, wurde längst widerlegt. Neuere Untersuchungen greifen jedoch das Thema der Traumatisierung in Bezug auf Eltern-Kind Beziehungen auf. Aktuelle Studien hierzu liegen noch nicht vor.

typische Heterogenität) [...] liegt vermutlich eine große genetische Heterogenität zugrunde, wodurch die Identifizierung von genetischen Varianten [...] erheblich erschwert wird« (Kamp-Becker & Bölte, 2011, S. 36). Bekannt ist jedoch, dass bei einigen genetischen Erkrankungen gehäuft autistische Symptome beobachtet werden können. Zu diesen genetischen Syndromen zählen beispielsweise das Rett-, das Angelman- oder das Prader-Willi-Syndrom.

Auch auf *hirnorganische Ursachen* kann Autismus zurückgeführt werden. Forschungen im Bereich der Hirnfunktionen, die sich mit den hirntopografischen Grundlagen von Autismus beschäftigten, zeigen, dass besonders die in der rechten Hirnhälfte lokalisierten Funktionen morphologisch abweichend oder funktionell verändert sind und dass demzufolge die linke Hirnhälfte bei Autist_innen dominiert. Die Besonderheiten konnten in den Arealen nachgewiesen werden, die für das Lernen, das Gedächtnis, die Emotionen, die Aufmerksamkeit, die Kognition und die Sprache verantwortlich sind (vgl. Jørgensen, 2002, S. 46). So gibt es beispielsweise Daten darüber, dass die Zusammenarbeit verschiedener Hirnareale, die »bei sozialen Kognitionen und Emotionen aktiviert [werden], bei Menschen mit Autismus nicht im gleichen Maße aktiviert [werden]« (Kamp-Becker & Bölte, 2011, S. 41) wie bei sogenannten *neurotypischen*[2] Menschen und dass das Zusammenspiel dieser Regionen demzufolge verändert ist.

Im Zuge der Untersuchungen der Hirnfunktionen fanden auch Forschungen zur Funktion der Spiegelneurone autistischer Menschen statt. Unter dem Begriff *Spiegelneurone* werden Nervenzellen zusammengefasst, »die bei einer Beobachtung einer Bewegung ebenso aktiviert werden, als würde man selbst die entsprechende Bewegung ausführen« (ebd.). Diese Aktivierung geschieht auch, wenn bei anderen Menschen Emotionen beobachtet werden. Spiegelneurone kommen in verschiedenen Gehirnarealen vor und spielen eine große Rolle beim Erlernen neuer Handlungsabläufe, bei der Imitation von Verhalten sowie bei der Verarbeitung von Körpersignalen. Bei Menschen aus dem Autismus-Spektrum, vor allem bei autistischen Kindern und Jugendlichen, konnte in verschiedenen Untersuchungen mit bildgebenden Verfahren

2 Der Begriff *neurotypisch* wird häufig von Menschen mit Autismus zur Bezeichnung von Menschen ohne Autismus benutzt.

festgestellt werden, dass die Spiegelneurone besonders im Bereich des imitierenden Verhaltens nur verminderte Aktivitäten zeigen (vgl. ebd.).

Zu den *neuropsychologischen Erklärungsversuchen* zählen die Ansätze zur Theory of Mind (nach Simon Baron-Cohen), zur Zentralen Kohärenz (nach Uta Frith) und den exekutiven Funktionen sowie die Annahme veränderter Intelligenzstrukturen.

Als *Theory of Mind (ToM)* bezeichnet man die Fähigkeit, sich in andere Menschen hineinzuversetzen und sich selbst und anderen psychische Zustände beziehungsweise Vorgänge zuzuschreiben. Eigene sowie fremde Gedanken, Gefühle, Wünsche, Absichten und Vorstellungen können erkannt, verstanden und vorhergesagt werden, wodurch man in der Lage ist, diese in die eigenen Planungen einzubeziehen (vgl. Preißmann, 2009, S. 15).

»Die Theory of Mind wird als eine fundamentale menschliche Fähigkeit angesehen, die unsere Beziehungs- und Bindungsfähigkeit ausmacht« (Kamp-Becker & Bölte, 2011, S. 42). Autistische Menschen zeigen unterschiedlich ausgeprägte Veränderungen in der Theory of Mind, die sich beispielsweise in geringer Empathie ausdrücken können, wobei es jedoch gilt, zwischen *kognitiver* und *affektiver* Empathie zu unterscheiden.

Autist_innen weisen oft Probleme in der kognitiven Empathie auf – wenn es beispielsweise darum geht, theoretische Aufgaben zur Theory of Mind, wie das Erkennen von menschlichen Emotionen, zu bewältigen. Dennoch geht man vermehrt davon aus, dass Autist_innen durchaus affektiv an den Gefühlen anderer teilhaben können, auch wenn sie mitunter Schwierigkeiten haben, die dabei wahrgenommenen Empfindungen kognitiv einzuordnen.

Veränderungen in der Theory of Mind können auch als Ursache für das Unverständnis subtiler sozialer Vorgänge und Stimmungen oder für Metaphern, Sarkasmus und Ironie verstanden werden. Zudem haben Abweichungen in den Funktionen der Theory of Mind Auswirkungen auf das Sozialverhalten, auf das Verständnis sozialer Regeln, auf die Kommunikation sowie auf das Vermögen zur Selbstreflexion und zur Beziehungsgestaltung (vgl. Preißmann, 2009, S. 16).

Im Zusammenhang mit der Theory of Mind seien an dieser Stelle auch die Abweichungen in den Fähigkeiten zur *Emotionsregulation* unter den neuropsychologischen Erklärungsversuchen genannt. Hierunter versteht man das Unvermögen, emotionale Zustände mental zu verarbeiten und Emotionen adäquat zu regulieren. Das bedeutet, dass Menschen aus dem Autismus-Spektrum zwar durchaus physiologische Reaktionen, wie beispielsweise einen erhöhten Herzschlag bei Angst, zeigen, dass sie jedoch Schwierigkeiten haben, diese erlebten Reaktionen adäquat einzuschätzen, kognitiv einzuordnen und darauf mit angemessenen Handlungsstrategien zu reagieren (vgl. Kamp-Becker & Bölte, 2011, S. 45).

Die Theorie der *Zentralen Kohärenz* besagt, dass Reize im Gehirn stets in Bezug zu anderen Reizen und Informationen interpretiert werden, wodurch die kontextgebundene Wahrnehmung von Menschen, Objekten und Situationen ermöglicht wird. »Die meisten Menschen haben eine stark ausgeprägte zentrale Kohärenz und neigen dazu, das Ganze zu sehen und nicht die einzelnen Teile« (Frith, 2013, S. 144). Bei Menschen aus dem Autismus-Spektrum ist die zentrale Kohärenz oft nur schwach ausgeprägt, wodurch ihre Wahrnehmung eher auf einzelne Details als auf Zusammenhänge fokussiert ist. Dadurch können Beziehungen und Zusammenhänge nur schwer verstanden werden, die Interpretation von ähnlichen sozialen Situationen wird ebenso erschwert wie die Generalisierung erlernten Verhaltens und erlernter Fähigkeiten (vgl. Preißmann, 2009, S. 18f.).

Als *exekutive Funktionen* bezeichnet man all die Vorgänge, die mit Planungsprozessen, vorausschauendem Denken, zielgerichtetem problemorientiertem Handeln sowie der Kontrolle von Impulsen und der Lenkung der Aufmerksamkeit verbunden sind (vgl. Kamp-Becker & Bölte, 2011, S. 42). Veränderungen in den exekutiven Funktionen können sich auf die Flexibilität im Denken und Handeln auswirken und haben zur Folge, dass sich Autist_innen nur schwer auf neue Situationen einstellen können und Schwierigkeiten haben, einen geplanten Ablauf oder festgelegte Strukturen kurzfristig zu ändern. Dies bezieht sich auch auf erlernte Handlungs- und Lösungsstrategien, die sie zum Teil nur sehr schwer ändern können, selbst wenn sich diese als falsch oder unwirksam erwiesen haben. Dadurch können sie kaum oder nur schwer aus ihren Fehlern lernen (vgl. Preißmann, 2009, S. 18f.).

Bezüglich der *veränderten Intelligenzstrukturen* kann festgestellt werden, dass Menschen aus dem Autismus-Spektrum nicht nur unterschiedlichen Funktionsniveaus zugeordnet werden können, sondern dass auch ein sehr heterogenes kognitives Potenzial innerhalb des autistischen Personenkreises vorzufinden ist. Frühere Annahmen, nach denen bei mindestens einem Viertel der Autist_innen eine sogenannte *geistige Behinderung*[3] vorliege, konnten längst widerlegt werden (vgl. Kamp-Becker & Bölte, 2011, S. 27). Heute weiß man, dass im Autismus-Spektrum sämtliche Intelligenzniveaus abgedeckt werden. So treten beispielsweise sogenannte *Intelligenzminderungen* mit oder ohne Veränderungen in den verbal-kommunikativen Fähigkeiten und mit guten bis sehr guten alltagspraktischen Kompetenzen auf, ebenso wie extrem hohe Intelligenzniveaus mit sehr guten verbalen Leistungen, jedoch mit großen Schwierigkeiten im sozialen Bereich und in den alltagspraktischen Fähigkeiten. Es fällt auf, dass das kognitive Leistungsniveau autistischer Menschen oft sehr schwankend und zudem abhängig von innerpsychischen Vorgängen ist. Zudem kann oft festgestellt werden, dass das kognitive Entwicklungsalter von Autist_innen mitunter dem sozio-emotionalen Entwicklungsalter weit voraus ist. Die Intelligenzstrukturen bei Menschen aus dem Autismus-Spektrum sind somit als sehr heterogen zu verstehen und lassen keine verallgemeinernden Definitionen oder Annahmen zu.

3. Symptome

Nach einer ausführlichen Beschreibung der theoretischen Überlegungen zur Ätiologie von Autismus soll an dieser Stelle aufgezeigt werden, wie sich Autismus äußern kann.

Bereits in Kapitel I.1 wurde angeführt, dass Autismus nicht als Störung oder gar als Behinderung oder Krankheit verstanden werden sollte, sondern als eine individuelle Art menschlichen Seins.[4] Sobald

3 Das Netzwerk People First Deutschland e.V. fordert seit Langem, die Bezeichnung *geistige Behinderung* abzuschaffen und stattdessen den Begriff *Lernschwierigkeiten* zu verwenden.

4 Es ist zwingend zu berücksichtigen, dass, wenn von Menschen gesprochen oder geschrieben wird, es nicht *den Menschen* als Idealtypus gibt, an dem andere Menschen gemessen werden könnten oder sollten, sondern dass menschliches Sein immer als individuell und somit als nicht-messbar verstanden werden sollte.

jedoch der Begriff *Symptome* auftaucht, wird fast zwangsweise impliziert, dass es sich bei dargestellten Verhaltensweisen, innerpsychischen Vorgängen oder äußeren Erscheinungen um sogenannte *Normabweichungen* handelt. Dabei wird jedoch weder berücksichtigt, dass es sich bei den Darstellungen unter Umständen um die subjektiven Wahrnehmungen Einzelner handelt, noch welche sogenannte *Norm* es denn zu erfüllen gilt (vgl. Allers, 1925, S. 88). In Bezug auf die Beschreibung autismusspezifischer Kennzeichen soll es nicht darum gehen, autistische Menschen als *normabweichend* zu werten, sondern primär darum, mögliche Unterschiede zwischen Autist_innen und Nicht-Autist_innen in einzelnen Entwicklungsbereichen aufzuzeigen. Ebenso soll dargelegt werden, welche möglichen Schwierigkeiten diese Unterschiede – wie sie beispielsweise im Bereich der Wahrnehmung, der Kommunikation und des Sozialverhaltens auftreten – mit sich bringen können, ohne jedoch implizieren zu wollen, dass alle autistischen Menschen ihren Autismus als überwiegend problematisch erleben. Im Zuge einer ganzheitlichen Darstellung theoretischer Grundlagen können autismusspezifische Kennzeichen jedoch nicht vernachlässigt werden.

Soziale Interaktion

Unterschiede in den sozialen Interaktionen sollen an dieser Stelle vor allem anhand offensichtlich beobachtbarer Phänomene, wie beispielsweise dem Blickkontakt und dem Blickverhalten von Autist_innen, beschrieben werden.

> »Schon als kleines Kind sah David nie andere Menschen an. Er schien den Blickkontakt zu vermeiden und drehte sich weg, wenn ihn jemand im Arm hielt. Wenn seine Mutter versuchte mit ihm zu schmusen, wandte er sich ab« (Frith, 2013, S. 117).

Das Vermeiden des direkten Blickkontaktes wird von Mitmenschen – vor allem von nicht-autistischen Menschen – oft als fehlendes Interesse interpretiert und als unhöflich oder unangemessen empfunden (vgl. Kamp-Becker & Bölte, 2011, S. 13). Autist_innen selbst beschreiben in diesem Zusammenhang, dass sie dem von nicht-autistischen Menschen mitunter geradezu zwanghaft geforderten Blickkontakt kaum für sie wichtige Informationen entnehmen können und sie zudem aufgrund von Spiegelungen oder Lichtreflexen in den Augen eines Gegenübers schlichtweg abgelenkt oder überfordert sein können. Die für sie wichtigen Informationen über ihre Mitmenschen und auch über ihre Umwelt entnehmen viele von ihnen eher dem peripheren Blickverhalten.

Dennoch darf nicht davon gesprochen werden, dass Autist_innen grundsätzlich nicht in der Lage seien, Blickkontakt aufzunehmen oder zu halten. Vor allem wenn sie über ihre speziellen Interessen berichten und sich auf Lieblingsthemen konzentrieren, können sie mitunter sehr gut Blickkontakt zu ihren Gesprächspartner_innen herstellen. Im Zuge des Trainings sozialer Kompetenzen wird das Aufnehmen und Halten von Blickkontakt mit Autist_innen oft intensiv trainiert, wobei es jedoch wichtig ist, zu reflektieren, inwieweit dieses Training eine Einschränkung der Persönlichkeit autistischer Menschen darstellen kann und in welche gesellschaftlichen Normen sie von Pädagog_innen oder anderen Fachleuten dadurch gezwängt werden sollen.

In Bezug auf soziale Interaktionen fällt bei Autist_innen neben dem Blickverhalten auch das Fehlen des sogenannten *sozialen Lächelns* auf, das üblicherweise als Reaktion auf das Lächeln eines Gegenübers erfolgt. Zudem werden auch Mimik oder Gestik von einigen kaum zur Steuerung sozialer Interaktionen eingesetzt (vgl. ebd.).

Bezüglich gemeinsamer Aktivitäten mit Mitmenschen haben vor allem autistische Kinder Probleme, eine sogenannte *geteilte Aufmerksamkeit* (»joint attention«) herzustellen, was bedeutet, dass »die Koordination der Aufmerksamkeit zwischen dem Kind, einer anderen Person und einem Gegenstand oder Ereignis [nicht gelingt]« (ebd.). Zudem fällt auf, dass autistische Kinder oft der Abwesenheit von Eltern oder Bezugspersonen keine Bedeutung beimessen, dass sie diese nicht zu vermissen scheinen und sich auch kaum sichtbar über deren Wiederkehr freuen. Dies kann von Außenstehenden als ein begrenztes Interesse an ihren Mitmenschen interpretiert werden. Beobachtungen sozialer Interaktionen mit Gleichaltrigen und ein zum Teil offensichtliches Vermeidungsverhalten autistischer Kinder gegenüber sozialen oder spielerischen Situationen können diesen Eindruck verstärken.

Bei Ersterem kann beobachtet werden, dass bei einigen jungen Autist_innen kaum ein gemeinsames Spiel oder das Teilen gemeinsamer

Interessen mit anderen Gleichaltrigen erfolgt. Hinzu kommt, dass viele autistische Kinder selten an sogenannten *So-tun-als-ob-Spielen* oder an sozialen Imitationsspielen[5] teilhaben, da »die Fähigkeit, imaginierte Ereignisse zu produzieren, Objekten, Umgebungen und Personen [...] eine alternative Identität zuzusprechen [...], reduziert ist« (ebd., S. 15). Letzteres kann vor allem im Kindergarten oft beobachtet werden, wenn autistische Kinder spielerische Situationen vom Rand aus verfolgen und kaum in die Gruppe integriert sind (vgl. ebd., S. 14). Daraus darf jedoch nicht zwangsläufig geschlossen werden, dass alle autistischen Kinder soziale Situationen oder Kontakte zu Gleichaltrigen bewusst vermeiden oder kein Interesse an ihrer Umwelt und ihren Mitmenschen haben.

Vielmehr ist es oftmals so, dass dem bestehenden Wunsch nach sozialen Kontakten und dem Aufbau von Beziehungen die autismusspezifischen Bedürfnisse bei der Kontaktaufnahme im Wege stehen und sie Beziehungen nur schwer aufgrund sozio-emotionaler Gegenseitigkeit, gemeinsamer Gefühle oder Interessen aufbauen können (vgl. Jørgensen, 2002, S. 21). Versuche, Kontakt aufzunehmen, können dann über sogenanntes *distanzloses Verhalten* oder auch über als aggressiv interpretierte Verhaltensweisen erfolgen, was beim sozialen Umfeld oft zu Missverständnissen führt und mitunter auch mit Ausgrenzung oder Sanktionen geahndet wird.[6]

Die Ursachen für diese Art der Gestaltung sozialer Interaktionen können sehr unterschiedlich und für Außenstehende eben nicht immer beobachtbar und somit nachvollziehbar sein. So können der Rückzug aus oder das Meiden von sozialen und spielerischen Situationen auch in der autismusspezifischen Wahrnehmung und der Wahrnehmungsverarbeitung begründet liegen.

Reizüberflutungen und eine sehr sensible Wahrnehmung können beispielsweise dazu führen, dass laute oder unstrukturierte Situationen von Autist_innen gemieden werden. Durch Hyposensibilitäten dagegen rich-

5 Bei So-tun-als-ob- und sozialen Imitationsspielen ahmen Kinder beobachtete und erlebte Handlungs- und Verhaltensweisen nach und imitieren diese im Spiel mit sich selbst oder mit anderen.

6 Nicht-Autist_innen können für sie nicht-verständliche oder nicht-übliche Verhaltensweisen oft nur schwer als individuelle kommunikative Ausdrucksformen erkennen und anerkennen. Dadurch tragen sie unbewusst zu den Schwierigkeiten im kommunikativen Austausch mit Autist_innen bei.

tet sich der Aufmerksamkeitsfokus mancher Autist_innen oft auf sogenannte *selbststimulierende Verhaltensweisen*[7], was dazu führen kann, dass sie sich in sich selbst und in ihren Stereotypien regelrecht verlieren. Das Geschehen im direkten Umfeld bekommen sie dann entweder schlichtweg nicht mit oder sie grenzen es bewusst aus ihrer Wahrnehmung aus.

Auch die Unterschiede in der Kommunikation autistischer Menschen können die sozialen Interaktionen beeinflussen, vor allem da die nonverbalen Kommunikationsmittel nicht-autistischer Mitmenschen, wie Mimik und Gestik, von vielen Autist_innen nicht oder nur sehr schwer interpretiert werden können. Auch unausgesprochene soziale Regeln, die das Gruppen- und Sozialgeschehen steuern und bestimmte Verhaltensweisen verlangen, können oft nicht verstanden und demzufolge auch nicht in die eigenen Handlungsweisen integriert werden. Autist_innen empfinden beobachtete Situationen dann zum Teil als undurchschaubar, unberechenbar oder widersprüchlich und ziehen sich aufgrund entstehender Unsicherheiten aus dem Geschehen zurück.

Sprache und Kommunikation

Die autismusspezifische Nutzung von Sprache und Kommunikation fällt meist schon mit dem Sprachbeginn auf. Dieser kann bei einigen Autist_innen weit vor dem eigentlichen Sprachentwicklungsalter einsetzen, sodass sie bereits vor Vollendung des ersten Lebensjahres in der Lage sind, einzelne Sätze und komplexe Wortgruppen zu äußern. Bis zum dritten Lebensjahr entwickelt sich eine mitunter sehr ausgefeilte Sprache sowie ein sehr differenzierter Sprachgebrauch mit originellen Wendungen und Formulierungen (vgl. ebd., S. 36).

Im weiteren Verlauf zeigt sich bei Autist_innen mit guter bis sehr guter Verbalsprache ein zuweilen exzentrischer, monotoner und pedantischer Sprachstil, der mit dem Festhalten an Wortwörtlichkeiten sowie mit Problemen, Gespräche zu beginnen oder aufrechtzuerhalten, einhergehen kann (vgl. Theunissen & Paetz, 2011, S. 13f.). Zudem kann festgestellt werden, dass vor allem die sozial-kommunikativen

---

7 Zu selbststimulierendem Verhalten zählt beispielsweise das oft beobachtbare Wiegen oder Schaukeln des Oberkörpers.

Funktionen der Sprache stark verändert sind und Autist_innen oft Schwierigkeiten bei Konversationen mit anderen Menschen haben. So unterbrechen manche häufig das Gespräch oder die Aussagen des Gegenübers, um das eigene Thema (wieder-)aufzunehmen, stellen Fragen, die mit dem Gespräch nichts zu tun haben, oder haben Probleme, dem bereits Gesagten wichtige Informationen zu entnehmen oder ihm neue Informationen hinzuzufügen (vgl. Sigman & Capps, 2000, S. 69).

Der früh einsetzenden Verbalsprache stehen ein sehr später Sprachbeginn sowie das vollständige Ausbleiben von Sprache gegenüber, was sowohl mit dem Fehlen des sogenannten *kommunikativen Geplappers* im Kleinkindalter als auch mit dem Verlust verbaler Fähigkeiten im frühen Kindesalter einhergehen kann. Man geht davon aus, dass 40–50% der Menschen aus dem Autismus-Spektrum ohne Verbalsprache sind und dass sich viele nur wenig über Lautsprache – mitunter ausschließlich über Einzellaute, Ein- oder Zweiwortsätze oder echolalische Sprache – verständigen können (vgl. Kamp-Becker & Bölte, 2011, S. 14).

Unter dem Begriff *Echolalie* kann das ständige, meist nicht-funktionell erscheinende Wiederholen von Wörtern, Sätzen oder Satzteilen verstanden werden. Diese Wiederholungen treten vor allem bei direkter Ansprache auf, wobei manche Autist_innen zum Teil kaum Zugang zur eigentlichen Bedeutung des Wiederholten haben (vgl. Sigman & Capps, 2000, S. 71).

Auch Neologismen, die pronominale Umkehr und der idiosynkratische Gebrauch von Wörtern zählen zur autismusspezifischen Nutzung von Sprache. Als *Neologismen* bezeichnet man die Schaffung neuer Wörter sowohl beim Sprechen als auch beim Schreiben, wobei deren Bedeutungen meist nur den Autist_innen selbst bekannt sind. Beispiele hierfür können die selbst kreierten Wörter *Aufa* für Glocke, *Uha* für Schraube oder *Patetutokete* für Armbanduhr sein (vgl. Steininger, 2001, S. 19). *Pronominale Umkehr* bedeutet, dass vor allem sehr junge Autist_innen von sich selbst oft in der dritten Person sprechen und nur sehr verzögert lernen, die eigene Person mit *ich* zu bezeichnen (vgl. Kamp-Becker, Bölte 2011, S. 14). Der *idiosynkratische Gebrauch von Wörtern* meint die Verwendung von Begriffen oder Phrasen fernab der ihnen ursprünglich zugeschriebenen Bedeutungen.

Auffallend im Zusammenhang fehlender oder eingeschränkter Verbalsprache ist, dass vor allem Kinder aber auch erwachsene Autist_innen zum Teil nur selten versuchen, diese Schwierigkeiten durch körpersprachliche Signale zu kompensieren (vgl. ebd.). Bezogen auf die Nutzung nonverbaler Kommunikation haben Autist_innen oft Probleme, die Signale ihrer Mitmenschen zu verstehen oder über die eigene Mimik und Gestik kommunikative Inhalte für ihr Umfeld verständlich zu vermitteln. Ihre Mimik wirkt zudem entweder sehr flach oder stark übertrieben und auch ihre Körperhaltung scheint der Situation oft eher unangemessen (vgl. Jørgensen, 2002, S. 36).

Durch die Probleme sowohl auf der nonverbalen Beziehungsebene als auch im kommunikativen Bereich können Menschen aus dem Autismus-Spektrum ihre Umwelt oft nur sehr schwer einschätzen und sich kaum den Erfordernissen sozial-kommunikativer Prozesse, wie sie von nicht-autistischen Menschen oft vorgegebenen werden, anpassen. Darüber hinaus können sie von anderen meist ebenfalls nur schwer eingeschätzt werden und es kann vorkommen, dass nicht-autistische Menschen sie aufgrund ihres zum Teil fremdartig wirkenden Verhaltens ausschließen und diskriminieren sowie ihnen Gleichgültigkeit oder Desinteresse zuschreiben.

Interessen und Verhaltensmuster

Ein bekanntes und häufig zu beobachtendes Verhalten ist die »umfassende Beschäftigung mit gewöhnlich mehreren stereotypen und begrenzten Interessen« (Poustka et al., 2004, S. 11) mit ungewöhnlichen Inhalten und Schwerpunkten. Bei autistischen Kindern fallen hier beispielsweise das stundenlange und akribische Aneinanderreihen von Spielzeugen, eine Faszination für Lichtschalter, verschiedene Sammlerleidenschaften (Steine, Murmeln, Spielkarten, etc.) bis hin zum Messietum sowie ungewöhnliche Spezialinteressen auf, die einen großen Raum einnehmen und sehr zeitintensiv verfolgt werden.

Auch erwachsene Autist_innen können eine regelrechte Besessenheit für ein bestimmtes Thema entwickeln, zum Beispiel für Straßenbahnen, Wetterphänomene, geschichtliche Ereignisse oder außergewöhnliche Sprachen, wobei die Anhäufung und der Ausbau von Wissen sowie die Ausbildung erforderlicher Fähigkeiten auf diesen Gebieten oft autodidaktisch erfolgen.

Ebenfalls im Kontext eingeschränkter Interessen und Verhaltensmuster muss die Vorliebe für Routinen und Regeln sowie für wiederkehrende Rituale genannt werden. Menschen mit Autismus zeigen zuweilen eine stark »ausgeprägte Angst vor Veränderungen bzw. ein ängstlich-zwanghaftes Bedürfnis, in ihrer Umgebung und Lebensweise nichts zu verändern« (Kamp-Becker & Bölte, 2011, S. 15). Hierzu zählt, dass Routinen wie Schul- und Arbeitswege, Raum- und Sitzordnungen sowie Tages- oder Handlungsabläufe zum Teil geradezu zwanghaft eingehalten werden müssen. Abweichungen von diesen Routinen können nur schwer berücksichtigt werden, Autist_innen stark verunsichern und sich in deren Verhalten ausdrücken (vgl. ebd.).

Als weniger problematisch, aber dennoch bezeichnend sei in diesem symptomatischen Kontext abschließend genannt, dass viele Menschen aus dem Autismus-Spektrum »Spontaneität, Initiative und Kreativität bei der Organisation ihrer Freizeit vermissen [lassen] und Schwierigkeiten dabei [haben], Konzepte zur Entscheidungsfindung anzuwenden« (Remschmidt et al., 2006, S. 22).

Motorik

Die motorischen Fähigkeiten autistischer Menschen können sehr unterschiedlich sein. So können motorische Ungeschicklichkeiten, ungelenke und linkische Bewegungen sowie eine veränderte Koordination der Bewegungen im feinmotorischen und im grobmotorischen Bereich bei Autist_innen mit höherem Intelligenzniveau häufiger auftreten. Hinzu kommen bei einigen auch eine hypotone Muskelspannung und verzögerte motorische Reaktionen. Diese treten jedoch sehr individuell auf. Man geht davon aus, dass beispielsweise bei Autist_innen mit niedrigerem Intelligenzniveau motorische Schwierigkeiten meist weniger ausgeprägt sind (vgl. Remschmidt, 2008, S. 25f.).

Wahrnehmung und Wahrnehmungsverarbeitung

Unterschiede in der Wahrnehmung sowie der Wahrnehmungsverarbeitung liegen sowohl in den veränderten Reiz-Leitungssystemen als auch in den veränderten Hirnstrukturen von Autist_innen begründet. Man geht davon aus, dass bei einer sogenannten *physiologischen* Verarbeitung von Sinnesreizen zunächst die Aufnahme eines Reizes über ein bestimmtes Sinnesorgan erfolgt und dass dieser dann über die afferenten *(= aufsteigenden)* Nervenbahnen zum Gehirn weitergeleitet wird, wo er bewertet, eingeordnet und verarbeitet wird. Im Bruchteil einer Sekunde reagiert das Gehirn, indem es über die efferenten *(= absteigenden)* Nervenbahnen den Impuls für eine angemessene Reaktion auf den Reiz zum entsprechenden ausführenden Organ sendet (vgl. Köhler, 2010, S. 40).

Veränderungen und Probleme in der Wahrnehmung lassen sich oftmals auf Fehlfunktionen der Sinnesorgane zurückführen. Eine veränderte Verarbeitung von Sinneswahrnehmungen, wie für Autist_innen typisch, kann jedoch trotz intakter Sinnesorgane auftreten (vgl. Rögener, 1999, S. 3). *In diesem Zusammenhang geht man von Veränderungen in der sogenannten sensorischen Integration aus.* Die aufgenommenen Reize können im Gehirn kein sinnvolles Bild von der Umwelt abbilden, wodurch der Bezug zu dieser beeinträchtigt und die Auseinandersetzung mit ihr erschwert wird (vgl. Borchardt et al., 2005, S. 12). Menschen mit Veränderungen in der sensorischen Integration ist es dann kaum möglich, anhand dieser fehlerhaften Informationen adäquat auf ihre Umwelt und ihre Mitmenschen zu reagieren.

Bei der Wahrnehmung von Menschen aus dem Autismus-Spektrum sind besonders die sogenannten *Fernsinne* (Sehen und Hören) von Veränderungen betroffen, was zu Über- oder Unterempfindlichkeiten in diesen Bereichen führen und die Zusammenarbeit der Sinnesmodalitäten stark beeinflussen kann (vgl. Rollet & Kastner-Koller, 2001, S. 31).

Eine überempfindliche Hörschärfe kann beispielsweise dazu führen, dass bereits kleinste Geräusche im Umfeld Autist_innen nicht nur enorm irritieren und ablenken, sondern dass durch bestimmte Geräusche auch Ängste oder unerträgliche Schmerzen ausgelöst werden können (vgl. Theunissen & Paetz, 2011, S. 15). Unterempfindlichkeiten im Hören lassen manche Autist_innen wie taub wirken, da sie sich kaum an den Geräuschen in ihrer Umgebung oder an sie gerichtete Aufforderungen orientieren.

Hypersensibilitäten im visuellen Bereich können sich in Empfindlichkeit gegenüber Licht, Farben oder Spiegelungen ausdrücken, worauf mit Vermeidung von grellen Lichtquellen, dem Tragen von speziellen

Farb- oder Sonnenbrillen oder ausweichendem Blickverhalten bezüglich spiegelnder Flächen (wie z. B. Brillen oder Fenster) reagiert werden kann. Unterempfindlichkeiten können dagegen dazu führen, dass sich Autist_innen starke visuelle Reize, wie wechselnde starke Lichtquellen, suchen, um die Unterversorgung in diesem Bereich zu kompensieren (vgl. ebd.).

Veränderungen im Zusammenspiel von visueller und auditiver Wahrnehmung können sich darin auswirken, dass entweder nur die eine oder nur die andere Sinnesmodalität zur Aufnahme und Verarbeitung von Umweltinformationen genutzt werden kann, da sonst die Gefahr einer Reizüberflutung *(»overload«)* bestehen kann. Dieses veränderte Zusammenspiel kann sich beispielsweise auf den Spracherwerb auswirken und unter anderem zum idiosynkratischen Gebrauch von Wörtern führen. Zudem können Veränderungen im Hören und Sehen das Richtungshören beeinflussen und zu Problemen beim Folgen von Geräuschquellen und Bewegungen führen.

Neben Über- und Unterempfindlichkeiten im Bereich des Hörens und Sehens können bei Menschen mit Autismus auch in anderen Sinnesbereichen unterschiedliche Funktionsweisen auftreten. Ein überempfindlicher Geruchssinn kann beispielsweise dazu führen, dass Autist_innen Körpergerüche oder das Parfüm der Menschen in ihrer Umgebung nicht ertragen können und dass auch Essensgerüche verstärkt wahrgenommen und als belastend empfunden werden, wodurch bestimmte Personen, Räume oder Speisen gemieden werden (vgl. Theunissen & Paetz, 2011, S. 15).

Aufgrund taktiler Sensibilitäten empfinden Autist_innen mitunter sowohl das Tragen von Kleidung als auch Berührungen durch andere Menschen als unangenehm. Eine Hyposensibilität der taktilen Wahrnehmung kann sich in einem veränderten Schmerz- oder Temperaturempfinden ausdrücken, was zur Folge haben kann, dass sie beispielsweise Verletzungen weniger intensiv spüren, sich nicht den Witterungsbedingungen entsprechend kleiden oder aber sich ungewöhnlich heftige Reize auch im oralen Bereich – wie durch die Suche nach extremen Geschmacksreizen oder das Essen ungenießbarer Materialien (vgl. Schirmer, 2006a, S. 75) – zuführen.

Das vor allem bei jüngeren Autist_innen beobachtbare Hüpfen, Schaukeln und Wiegen des Oberkörpers sowie das Kopfkreisen und

Schlagen auf den eigenen Kopf oder den Körper können auf Schwierigkeiten in der propriozeptiven Wahrnehmung *(= Tiefenwahrnehmung von Reizen aus dem Körperinneren über Sehnen, Muskeln und Gelenke)* sowie auf Unterempfindlichkeiten in der vestibulären Wahrnehmung *(= Gleichgewichtssinn)* zurückgeführt und als bewusstes Verschaffen stimulierender Reize verstanden werden (vgl. Theunissen & Paetz, 2011, S. 15).

Veränderungen in der Wahrnehmung und der Wahrnehmungsverarbeitung können auch den Aufbau von Wahrnehmungskonstanz und Objektpermanenz beeinflussen. »Autistische Kinder verstehen jahrelang nicht, dass Dinge und Menschen, die aus ihrem Gesichtskreis verschwinden, weiter vorhanden sein können« (Rollet & Kastner-Koller, 2001, S. 32). Die Entwicklung von Objektpermanenz und Wahrnehmungskonstanz sind nicht nur wichtig für den Spracherwerb, fehlende Fähigkeiten in diesen Bereichen können auch als Auslöser für die bereits beschriebene Angst vor Veränderungen bei vielen autistischen Menschen verstanden werden, wenn beispielsweise Gegenstände verstellt oder an einen anderen Ort geräumt werden und sie davon ausgehen, dass diese dann aufhören zu existieren.

Als letztes Phänomen im Kontext von Wahrnehmung sei die sehr häufig bei Autist_innen auftretende Filterschwäche aufgenommener Reize genannt. Eine veränderte Selektion der Wahrnehmung führt häufig zu großen Schwierigkeiten, irrelevante Reize auszublenden und sich auf Wesentliches zu konzentrieren. Viele Menschen aus dem Autismus-Spektrum nehmen sämtliche aufgenommenen Reize als gleichbedeutend wahr, wodurch für sie der Eindruck von Menschen, Situationen oder Objekten fragmentarisch bleibt und sie kaum in der Lage sind, ein ganzheitliches Bild von der Umwelt zu erlangen (vgl. Schirmer, 2013, S. 128). Als Reaktion auf diese Filterschwäche kann die sogenannte *Tunnelwahrnehmung* vieler Autist_innen verstanden werden, durch die irrelevante und überflüssige Reize ausgeblendet und Teilinformationen sinnvoll verarbeitet werden können.

Sowohl eine physiologische Wahrnehmung als auch eine funktionierende sensorische Integration sind von großer Bedeutung für die kognitive Entwicklung. Abweichungen können zu Veränderungen in der Gesamtentwicklung eines Menschen führen, beispielsweise im Lernverhalten, in der Lenkung der Aufmerksamkeit und in der Motorik. Die beschriebenen Besonderheiten in der Wahrnehmung und der Wahrnehmungsverarbeitung treten bei Menschen aus dem Autismus-Spektrum mit sehr unterschiedlicher Ausprägung auf. Hinzu kommt bei vielen Autist_innen, dass auch tagesformabhängig sowie abhängig von Umweltbedingungen und der aktuellen Lebenssituation die Auswirkungen der veränderten Wahrnehmung in Schweregrad und Ausdrucksform stark variieren und sowohl sie selbst als auch ihr soziales Umfeld vor große Herausforderungen gestellt werden.

4. Monotropismus

Die eben erwähnte Tunnelwahrnehmung autistischer Menschen – auch *Monotropismus* genannt – kann sowohl unterschiedliche Auswirkungen auf einzelne Entwicklungsbereiche als auch auf das Lernverhalten haben.

> »Monotropism, having a restricted area of interests aroused at one time [...] means only being able to focus on whatever is in one's current attention tunnel. [...] Attending to more than one thing at any one time (unless within one's attentional tunnel already) such as looking at someone and listening to them could be difficult« (Lawson, 2005, S. 22).

Die Monotropismus-Theorie geht davon aus, dass Menschen aus dem Autismus-Spektrum Probleme haben, ihre Aufmerksamkeit auf mehr als einen Sinneskanal zu fokussieren und demzufolge zur Verarbeitung von Umweltinformationen nicht auf verschiedene Wahrnehmungskanäle gleichzeitig zurückgreifen können. Autist_innen können dann nur Einzelinformationen aufnehmen und verarbeiten, wodurch sie ein verändertes, fragmentarisches Abbild ihrer Umwelt erhalten.

Die Folgen des Monotropismus können sehr vielfältig sein. So haben Menschen aus dem Autismus-Spektrum beispielsweise einen überwiegend logischen Zugang zu Sprache, weshalb sie die versteckten oder doppelten Bedeutungen, wie sie durch den Gebrauch von Sarkasmus oder Ironie ausgedrückt werden, oft nicht erkennen können.

> »As a youngster the doctor told me ›hop on the couch for a minute whilst I talk to mum‹. I timed myself and after exactly one minute

> hopping on the couch I told the doctor that his time was up« (ebd., S. 23).

Dieses *konkrete Wort- und Sprachverständnis* bezieht sich sowohl auf die Laut- als auch auf die Schriftsprache und kann dazu führen, dass Autist_innen weder die in einer bestimmten Situation gelernten Rede- oder Wortwendungen noch die in gewissen sozialen Kontexten wichtigen Verhaltensregeln auf andere Situationen übertragen können (vgl. Preißmann, 2013, S. 183f.).

Durch das *Denken in starren Mustern und Bildern* lassen sich Vorstellungen, Ideen, Erfahrungen oder Konzepte nicht mit denen anderer Menschen oder mit Erlebnissen aus unterschiedlichen Situationen verbinden (vgl. Lawson, 2005, S. 23). Dies führt dazu, dass Autist_innen vermehrt Probleme haben können, aus eigenen Erfahrungen, aber auch aus denen von anderen zu lernen. »Bob konnte an keiner offenen Tür vorübergehen, ohne hineinzugehen und sich umzusehen. Damit handelte er sich oft Ärger ein, aber es schien ihn jedes Mal wieder zu überraschen, und er lernte nie, seine Neugierde zu beherrschen« (Frith, 2013, S. 156).

Autist_innen können zudem Schwierigkeiten haben, in ihren Gegenübern zu lesen und deren Wünsche oder Befindlichkeiten zu antizipieren, wodurch sie auf ihr Umfeld mitunter gefühlskalt, stur oder desinteressiert wirken können. Ebenfalls diesem Bereich zuzuordnen sind die beschriebenen Probleme in Bezug auf Spontaneität, d.h., eine Handlung ungeplant unterbrechen oder ganz aufgeben zu müssen, sowie die zum Teil stark ausgeprägte Vorliebe für das Arbeiten nach konkreten Zeit- oder Ablaufplänen (vgl. Lawson, 2005, S. 23).

Als eine weitere Folge des Monotropismus ist das *Unverständnis für unausgesprochene soziale Regeln* zu nennen (vgl. ebd.). Hierzu zählen beispielsweise auch die »Regeln des zwischenmenschlichen Kontakts, die normalerweise ganz selbstverständlich nebenbei gelernt werden« (Preißmann, 2013, S. 185) und die zwischenmenschlichen Interaktionen einen reglementierten Rahmen geben.

> »Manche lernen es nie, sich richtig zu bedanken, anderen kommen diese Floskeln so trefflich über die Lippen, dass der Eindruck entsteht, sie verstünden, was ihnen da herausrutscht. […] Die Höflichkeit hat viele

> Näpfchen aufgestellt, in die man treten kann. Autisten sind Meister darin, keines auszulassen« (Brauns, 2004, S. 9).

Autist_innen müssen demnach nicht nur bestimmte Verhaltensregeln, wie beispielsweise Höflichkeit, auswendig lernen, sondern müssen darüber hinaus auch lernen, sie auf andere Situationen zu übertragen.

Hierbei können ihnen die *Schwierigkeiten beim Generalisieren von Erlerntem* erheblich im Wege stehen (vgl. Lawson, 2005, S. 23). Die Probleme, erlerntes Verhalten in unterschiedliche Situationen zu übertragen, können darin begründet liegen, dass das Gehirn von Menschen aus dem Autismus-Spektrum aufgrund der veränderten Wahrnehmungsverarbeitung Daten und Sinnesinformationen kaum hierarchisch speichern und kategorisieren kann. »Ohne diese Integrationsleistung bleibt die Welt eine Anhäufung von Farben, Geräuschen und Gerüchen« (Schirmer, 2013, S. 127). Können Informationen aus der Umwelt nicht in hierarchischen Systemen gespeichert und repräsentiert werden, so finden Generalisierungsprozesse nicht oder nur begrenzt statt. Eine Folge daraus ist dann, dass Autist_innen Situationen oft nur als Einzelsituationen wahrnehmen und dass sie beispielsweise eine bekannte Person in einem anderen situativen Kontext oder mit einer anderen Frisur nicht wiedererkennen. Eine veränderte Generalisierungsfähigkeit kann dazu führen, dass Autist_innen Probleme haben aus vermittelten Regeln die adäquaten Konsequenzen zu ziehen. »For example teaching that masturbation can occur in the bedroom or in the toilet doesn't teach that an individual doesn't need to masturbate every time they go to their bedroom or use the toilet« (Lawson, 2005, S. 23).

Die durch den Monotropismus verursachten Probleme in den kategorialen und den integrativen Leistungen können bei manchen Autist_innen sogar zur Folge haben, »dass sie sich nicht mit einer gelben Zahnbürste die Zähne putzen können, wenn sie es mit einer blauen gelernt haben« (Schirmer, 2013, S. 124). Vielmehr müssen sie lernen, dass auch eine blaue Zahnbürste eine Zahnbürste ist und dieselbe Funktion erfüllt oder dass ein Apfel auch dann ein Apfel ist, wenn er nicht groß und rot, sondern klein und grün ist.

Zu den *Problemen im vorausschauenden Denken* zählen auch die Probleme in der Handlungsplanung, wodurch Autist_innen Schwierigkeiten haben, Lösungsstrategien zu entwickeln und die Folgen ihrer

Handlungen vorauszusehen (vgl. Lawson, 2005, S. 24). Ihre innere Vorstellungswelt ist mitunter begrenzt und erlaubt es ihnen nicht oder nur bedingt, mögliche Handlungsausgänge gedanklich durchzuspielen oder verschiedene Handlungsmöglichkeiten gegeneinander abzuwägen (vgl. Rollett & Kastner-Koller, 2001, S. 33f.).

Auch die *Schwierigkeiten in der Theory of Mind* können dem Monotropismus zugeschrieben werden. Diese wurden bereits unter den Theorien zur Ätiologie in Kapitel I.1 ausführlich beschrieben.

Im Monotropismus autistischer Menschen lässt sich also eine mögliche Ursache sowohl für das veränderte Lernverhalten als auch das zum Teil nur wenig konstante Leistungsniveau erkennen. Gleichzeitig kann davon ausgegangen werden, dass das Gehirn von Autist_innen aufgrund dieses *Aufmerksamkeitstunnels* die Komplexität einströmender Informationen reduzieren und somit das Erregungsniveau regulieren kann (vgl. Schirmer, 2013, S. 135).

5. Komorbiditäten

Die beschriebenen autismusspezifischen Symptome können auch zusammen mit anderen Erscheinungen auftreten, die sowohl einen erheblichen Einfluss auf das individuelle Funktionsniveau von Autist_innen als auch auf die verschiedenen therapeutischen Interventionen haben können und zudem eine differenzialdiagnostische Abgrenzung erheblich erschweren (vgl. Kamp-Becker & Bölte, 2011, S. 24). Daher sollen zum besseren Verständnis mögliche Komorbiditäten kurz genannt werden.

Bei den meisten Autist_innen liegen mindestens eine, meist jedoch mehrere psychiatrische Diagnosen vor. Die häufigste neurologische Begleiterscheinung ist Epilepsie, die ca. 20–30% aller Menschen aus dem Autismus-Spektrum im Laufe ihres Lebens entwickeln. Während man auf Grundlage älterer Studien davon ausging, dass die Auftrittswahrscheinlichkeit von Epilepsie am Intelligenzniveau von Autist_innen ausgemacht werden könne, weiß man heute, dass es keinen Zusammenhang zwischen Intelligenzniveau und der Ausbildung von Epilepsie gibt. Sicher ist auch, dass bei Autist_innen mit Epilepsie diese meist im Jugendalter oder im frühen Erwachsenenalter erstmalig auftritt (vgl. Poustka et al., 2004, S. 21).

Ebenfalls im Jugendalter kommt es vor allem bei Autist_innen mit höherem Intelligenzniveau zu Depressionen. Neben möglichen familiären Dispositionen wird davon ausgegangen, dass autistische Jugendliche sie ebenso wie nicht-autistische Jugendliche im Laufe der Pubertät und im Zuge kognitiver wie physiologischer Reife- und Entwicklungsprozesse entwickeln. Bei autistischen Jugendlichen kann hinzukommen, dass sie sich in diesem Alter zunehmend anders erleben und nur schwer in Peergroups[8] integrieren können. Autist_innen mit Depressionen zeigen dann typische Anzeichen wie eine veränderte Stimmungslage, Schlaf- und Appetitstörungen, Formen von Selbstabwertung sowie zum Teil auch zwanghaftes Verhalten (vgl. Kamp-Becker & Bölte, 2011, S. 23).

Zu den weiteren psychiatrischen Symptomen, die mit Autismus einhergehen können, zählen motorische Unruhe und Aufmerksamkeitsprobleme, auto- und fremdaggressives Verhalten, Zwangs- und Ticstörungen und anhaltende Ängste oder Phobien (vgl. ebd., S. 22).

8 Der Begriff *Peergroup* (auch *Peers*) bezieht sich auf Gruppen Gleichaltriger, die in bestimmten Lebens- und Entwicklungsphasen zu wichtigen Bezugs-und Sozialisationssystemen werden.

II. Die Bedeutung von Kommunikation

Das folgende Kapitel befasst sich mit der Bedeutung der Kommunikation, wobei wichtige Begrifflichkeiten erläutert werden, auf Sprache und den Spracherwerb eingegangen wird sowie mögliche kommunikationsergänzende und -unterstützende Methoden, wie sie bei nichtsprechenden Autist_innen Anwendung finden, vorgestellt werden.

1. Begrifflichkeiten

Die Begriffe *Kommunikation, Sprache* und *Sprechen* werden oft synonym und ohne Differenzierung verwendet. Eine Definition dieser Begriffe soll dem besseren Verständnis dienen und die Notwendigkeit einer Differenzierung aufzeigen.

Kommunikation

Unter dem Begriff *Kommunikation* werden »alle Verhaltensweisen und Ausdrucksformen, mit denen wir mit anderen Menschen bewusst oder unbewusst in Beziehung treten« (Wilken, 2010, S. 4) zusammengefasst. Dabei kann zwischen der sogenannten *verbalen Kommunikation* und der *nonverbalen Kommunikation* unterschieden werden.

Die *nonverbale Kommunikation* umfasst alle nicht sprachlich geäußerten Zeichen wie Mimik oder Gestik. »Mit Gestik betonen wir unsere Absichten, lenken das Interesse, zeigen Emotionen und verdeutlichen Gesagtes« (ebd.). Aber auch die Körperhaltung und das Blickverhalten, ebenso wie Nähe, Distanz, Berührungen oder physische Reaktionen wie Erblassen, Zittern oder Erröten, zählen zu den nonverbalen Kommunikationsmitteln (vgl. Kulbe, 2009, S. 85f.).

Die *verbale Kommunikation* bezieht sich sowohl auf die Nutzung von Lautsprache als auch auf die Nutzung von Schriftsprache. »Mittels Sprache oder Zeichen verständigen wir uns untereinander, agieren, beeinflussen und reagieren aufeinander, treten in gegenseitigen Kontakt, geben Informationen weiter und tauschen uns aus« (ebd.).

Zu den Grundlagen nonverbaler und verbaler Kommunikation zählen sämtliche sensorische Fähigkeiten (wie Sehen, Hören, Fühlen, Schmecken und Riechen) sowie die Fähigkeit, wahrgenommene Sinneseindrücke adäquat zu koordinieren und zu integrieren (vgl. Wilken, 2010, S. 4f.). Alle Formen menschlicher Kommunikation können als wechselseitige Prozesse verstanden werden, die sowohl von individuellen Interpretationen als auch von verschiedenen Kontexten sowie von intra- und interpersonellen Befindlichkeiten abhängig sind.

Sprache

Der Begriff *Sprache* umfasst ein auf festgelegten Symbolen beruhendes Kommunikationsmittel, das nicht nur als »die Brücke menschlicher Kommunikation« (Hellbrügge & Schneeweiß, 2013, S. 9), sondern auch als »eine wesentliche Grundlage für das bedeutungsbezogene Verarbeiten von Wahrnehmungen« (Wilken, 2010, S. 5) verstanden werden kann. Sprache als wichtiges kulturelles Gut bedient sich nicht nur der sogenannten *Lautsprache* oder *Verbalsprache,* sondern darüber hinaus auch eines differenzierten Systems zahlreicher unterschiedlicher Zeichen und Symbole.

Sprechen

Mit dem Begriff *Sprechen* bezeichnet man das hörbare Produzieren von Lautsprache. Sprechen und das Erlernen von Sprechen erfordern zahlreiche grundlegende Voraussetzungen, wie beispielsweise differenzierte motorische und kognitive Fähigkeiten. Dennoch ist die Fähigkeit zu sprechen nicht zwangsläufig mit einem guten Sprachverständnis oder einer gut ausgebildeten Sprachkompetenz verbunden (vgl. ebd.). Eine weitere wichtige Voraussetzung des Sprechens ist das Hören. »Das menschliche Sprechen ist an Laute gebunden. Sich selbst zu hören ermöglicht Selbstreflexivität, andere zu hören ist die Grundlage für die Kommunikativität der Sprache« (Osthoff, 2008, S. 102). Veränderungen im Bereich des Hörens können demnach nicht nur Auswirkungen auf das Erlernen des Sprechens und auf die Ausbildung verbalsprachlicher Fähigkeiten haben, sondern auch auf die Selbstwahrnehmung und die Identitätsbildung.

2. Sprache und Sprachentwicklung

Wie bereits beschrieben, ist Sprache ein komplexer Teil menschlicher Kommunikation, dem verschiedene Symbolsysteme zugrunde liegen und der darüber hinaus als Mediator kognitiver Strukturen auch der Regelung zwischenmenschlicher Interaktionen, der Vermittlung kulturellen Wissens sowie dem Erwerb und dem Ausbau kognitiver Kompetenzen dient (vgl. Nußbeck, 2000, S. 98). Dies geschieht vor allem über Laut- und Schriftsprache.

Lautsprache und Schriftsprache

Der Erwerb von Sprache – sowohl von Laut- als auch Schriftsprache – setzt zahlreiche verschiedene physische wie auch kognitive Fähigkeiten voraus und stellt einen zentralen Aspekt in der menschlichen Entwicklung dar. Neben einem altersgemäß entwickelten und funktionierenden Gehirn (vgl. ebd., S. 90) sind für den Erwerb von *Lautsprache* eine physiologische Wahrnehmung, funktionierende Sinnesorgane sowie die physiologische Verarbeitung von Informationen aus der Umwelt von großer Bedeutung. Auch die Fähigkeit zur Fokussierung der Aufmerksamkeit in zwischenmenschlichen Interaktionen sowie die Fähigkeit zum Aufbau einer Wahrnehmungskonstanz sind grundlegend für den

Spracherwerb. Um eine Wahrnehmungskonstanz entwickeln zu können, muss das Kind lernen, dass Dinge und Personen auch dann konstant sind, wenn sie aus verschiedenen Blickwinkeln betrachtet werden (vgl. ebd., S. 91). Hierfür muss es in der Lage sein, anhand spezifischer Merkmale zwischen verschiedenen Objekten und Situationen zu differenzieren, sie zu generalisieren und in mentalen Repräsentanzen zu verankern. Dieser kategorialen Fähigkeiten bedarf es auch, um Wörter, Laute oder Sprachen zu unterscheiden, um sprachliche Regeln, wie sie beispielsweise für den Aufbau von Syntax und Grammatik wichtig sind, zu erkennen und um ein elementares Verständnis für verschiedene Symbole zu entwickeln (vgl. ebd.).

Wichtigstes Instrument für die Produktion von Lautsprache ist die Stimme, wichtigste sensorische Fähigkeit ist das Hören.

> »Die Stimme steigt auf aus einer Welt von Vorstellungen und Ideen, von Denken und Meinen und vergegenständlicht sich als vorverbale Artikulation des individuellen Körpers. Dabei ist sie gleichsam psychisch, physisch und hochgradig sozial, als sie kontrolliert und moduliert an ein Du gerichtet wird« (Osthoff, 2008, S. 103).

Die Stimme kann somit als emotionale Grundlage für die Verständigung zweier Interaktionspartner_innen, zwischen denen sie Nähe oder Distanz herzustellen vermag, verstanden werden. Zudem ist sie sowohl für die Fremd- als auch für die Selbstwahrnehmung eines Menschen bedeutend (vgl. ebd.).

Die Fähigkeit des Hörens ist, wie bereits erläutert, wichtig, um in der Lautsprache zwischen Wörtern und Lauten unterscheiden und um Begriffe bilden, kategorisieren und übertragen zu können. Zudem dient sie neben der Selbstwahrnehmung (durch das Hören der eigenen Stimme und eigener Lautäußerungen) und der Fremdwahrnehmung (durch die Wahrnehmung von Sprach- und Lautäußerungen anderer) auch der Wahrnehmung emotionaler Stimmungen in sprachlichen Interaktionen. Veränderungen oder Probleme sowohl im Bereich des Hörens als auch in der Stimmbildung können zu Schwierigkeiten beim Spracherwerb führen.

Die Lautsprache kann als Fundament der *Schriftsprache* verstanden werden, wobei sich die Schriftsprache auf einem weitaus höheren kognitiven Niveau bewegt. Während die Lautsprache, unter der Voraussetzung beschriebener physischer wie kognitiver Fähigkeiten, quasi nebenbei und in der natürlichen zwischenmenschlichen Interaktion erlernt werden kann, muss die Schriftsprache regelrecht trainiert und instruiert werden (vgl. ebd., S. 102f.). Wichtig für das Erlernen von Schriftsprache ist, dass sich das Sprachverständnis eines Menschen auf einem relativ hohen Niveau bewegt.

Dennoch kann ein Mensch über Lautsprache und gute sprachliche Kompetenzen verfügen, ohne zwangsläufig auch die Schriftsprache zu beherrschen, d. h., ohne lesen oder schreiben zu können. Lesen und Schreiben als Grundelemente der Schriftsprache können dazu beitragen, die Lautsprache eines Menschen weiterzuentwickeln, da durch sie der Wortschatz und das Sprachverständnis erweitert wird (vgl. ebd., S. 103).

Sprachfunktionen

Nach D. Crystal (1941) lassen sich folgende Funktionen von Sprache unterscheiden:

- Soziale Interaktion
- Emotionaler Ausdruck
- Austausch von Fakten und Ansichten
- Aufzeichnen von Fakten
- Werkzeug des Denkens
- Kontrolle über die Realität
- Ausdruck von Identität
- Macht des Klanges (vgl. Payer, 2000).

Sprache als wichtiges kommunikatives Mittel dient primär der *sozialen Interaktion* und somit der Aufnahme und der Aufrechterhaltung zwischenmenschlichen verbalen Kontaktes. Hierzu zählen unter anderem die Nutzung von Begrüßungs- und Verabschiedungsformeln, Höflichkeitsfloskeln oder auch der Small Talk.

Der *emotionale Ausdruck* von Sprache ist kulturell höchst unterschiedlich und bezieht sich unter anderem darauf, dass über Sprache Spannungen abgebaut oder Gefühle wie Zuneigung, Bewunderung oder Ablehnung gezeigt werden können.

Mit dem *Austausch von Fakten und Ansichten* ist schlichtweg gemeint, dass Sprache genutzt wird, um sich gegenseitig seine Gedanken mitzuteilen und sich über individuelle Ansichten sowie allgemeine Informationen auszutauschen. Das *Aufzeichnen von Fakten* unterscheidet sich vom Austausch von Fakten darin, dass es keiner direkten Kommunikationspartner_innen bedarf. Vielmehr geht es hierbei beispielsweise darum, historische und wissenschaftliche Daten oder Gesetzestexte festzuhalten.

Als *Werkzeug des Denkens* ist Sprache nur ein Aspekt menschlicher Denkprozesse, da es möglich ist auch in Bildern, Melodien oder in emotionalen Empfindungen zu denken.

Eine *Kontrolle über die Realität* erfolgt immer dann, wenn durch Sprache bestimmte Verhaltens- und Ausdrucksweisen reglementiert werden.

Für den *Ausdruck von Identität* ist Sprache von sehr großer Bedeutung. Durch sie sind Menschen in der Lage, ihre physische Identität (wie Alter oder Geschlecht), ihre geografische Identität (durch Dialekt oder regionsspezifische sprachliche Besonderheiten), ihre soziale Identität (Zugehörigkeit zu einer bestimmten Bevölkerungsschicht oder Gruppe) oder Aspekte ihrer Persönlichkeit darzustellen.

Mit der *Macht des Klanges* von Sprache ist gemeint, dass sowohl die Stimme eines Menschen als auch die Art und Weise, wie jemand seine sprachlichen Äußerungen stilistisch begleitet (durch bestimmte Intonationen, Lautstärke oder emotionale Färbung), relevant für die Wahrnehmung durch andere Kommunikations- und Interaktionspartner_innen sein können (vgl. ebd.).

3. Möglichkeiten der Unterstützten Kommunikation/UK für Menschen aus dem Autismus-Spektrum

»Weil das Sprechen in so vielen Situationen eine entscheidende Rolle spielt, ist das Fehlen der Lautsprache eine schwere Einschränkung. Entsprechend wichtig ist es, diese Einschränkung soweit als möglich aufzuheben« (Renner, 2004, S. 10).

Unter dem Begriff *Unterstützte Kommunikation/UK* versteht man »alle visuellen, elektronischen oder körpereigenen Mittel, mit denen

[Schwierigkeiten] der verbalen Kommunikation kompensiert oder zusätzlich stimuliert werden können« (Snippe, 2013, S. 81) und die zum Ziel haben, dass fehlende Lautsprache zur Bewältigung des kommunikativen und sozialen Alltages ausgeglichen wird, abstrakte Konzepte visualisiert und somit verständlich(er) gemacht werden, sprachliche Äußerungen stimuliert werden und eine erfolgreiche verbale Kommunikation entwickelt wird (vgl. ebd.). Unterstützte Kommunikation ist somit sowohl für Menschen ohne jegliche Verbalsprache als auch für Menschen mit eingeschränkten verbalen Fähigkeiten – etwa wenn sie an sie gerichtete Verbalsprache nicht verstehen oder ihre eigene Verbalsprache nicht erfolgreich anwenden können – geeignet, um den kommunikativen Austausch mit der Umwelt zu gestalten (vgl. Castañeda & Hallbauer, 2013, S. 47). Bei der Nutzung unterstützender Kommunikationsmethoden ist es wichtig, nicht nur die sogenannten *schädigungsspezifischen Aspekte,* sondern auch altersbedingte Faktoren, individuelle Lebensbedingungen und subjektive Bedürfnisse der Nutzer_innen zu berücksichtigen (vgl. Wilken, 2010, S. 3).

Wie bereits in Kapitel II.1 beschrieben, zeigen Autist_innen vielfältige Schwierigkeiten im Bereich verbaler und nonverbaler Kommunikation und verfügen zudem oft über keine oder nur über stark eingeschränkte Möglichkeiten, »sprachliche [Schwierigkeiten] durch spontane gestische und mimische Kommunikation auszugleichen« (Snippe, 2013, S. 81), wodurch die Verwendung alternativer und augmentativer[9] Kommunikationsmittel notwendig werden kann.

Zu diesen Kommunikationshilfen zählen beispielsweise die Nutzung elektronischer Sprachausgabegeräte, die sogenannte *Gestützte Kommunikation/FC,* sowie die Kommunikation mit Bild- oder Symbolkarten wie bei *PECS.*

Programme zur Erstellung von Piktogrammen

Da sowohl für die Arbeit mit PECS als auch für die Nutzung der verschiedenen Talker auf Programme zur Erstellung von Bild- und

9 *Augmentativ* bedeutet *ergänzend,* d.h., Lautsprache wird durch kommunikative Hilfsmittel ergänzt.

Symbolkarten zurückgegriffen werden kann, sollen zunächst die bekanntesten und am häufigsten genutzten vorgestellt werden.

Boardmaker ist ein von Mayer-Johnson entwickeltes PCS-System (Picture Communication Symbols) für den Computer, das »schnelles, einfaches und maßgerechtes Gestalten von Symboltafeln« (REHAVISTA GmbH, 2014a) ermöglicht und über 4.500 Symbole bereitstellt. Diese können sowohl durch Zusatzbibliotheken als auch durch eingescannte Bilder erweitert und mit ein- oder zweisprachigem Text untertitelt werden.

Metacom ist ebenfalls eine Symbolsammlung für den Gebrauch Unterstützter Kommunikation, mit der sich Bildkarten, Kommunikationstafeln und Talkerdeckblätter erstellen lassen (vgl. REHAVISTA GmbH 2014b). Das von Annette Kitzinger entwickelte METACOM-Symbolsystem umfasst »besonders klare, einfach erkennbare Symbole« (Prentke Romich GmbH, 2014). Den Nutzer_innen stehen etwa 6.300 Bilder und Symbole zur Verfügung, die für Kinder und auch Erwachsene geeignet und ansprechend sein sollen und verschiedenste Themengebiete abdecken. Die Symbole sind schwarz-weiß oder farblich dargestellt, wodurch individuelle Präferenzen und Wahrnehmungsbesonderheiten der Nutzer_innen berücksichtigt werden können.

Die Symbole und Piktogramme, die von Boardmaker und Metacom bereitgestellt werden, können nicht nur für die Kommunikation mit Talkern oder mithilfe von PECS verwendet werden, sondern beispielsweise auch für die Arbeit mit Kommunikationsbüchern oder für basale Kommunikationsvorgänge im Alltag.

Elektronische Sprachausgabegeräte

Zu den *elektronischen Sprachausgabegeräten* zählen beispielsweise Talker und Lightwriter.

Talker sind elektronische Kommunikationshilfen mit Sprachausgabe, bei denen die Nutzer_innen Symboltasten drücken können, »woraufhin das Gerät das entsprechende Wort, oder bei Kombination von Symbolen, einen Satz äußert« (Snippe, 2013, S. 86). Bei Talkern lässt sich zwischen einfachen Systemen mit wenigen Aussagen, komplexen

Systemen mit verschiedenen Wort- und Satzkombinationen und mit vorgefertigten Lautäußerungen oder Geräten, die selbst besprochen werden können, unterscheiden. Zudem gibt es symbolbasierte Geräte und Systeme mit Schriftsprache.

Zu den einfachen Talkern zählt zum Beispiel der *Super Talker,* der auf acht Ebenen bis zu 64 Aussagen speichern und wiedergeben kann. Bei der Nutzung dieses Gerätes kann mit wenigen Feldern und Aussagen begonnen werden, je nach Fähigkeiten und Bedürfnissen der Nutzer_innen. Die Anzahl der Felder und Ebenen kann sukzessive gesteigert werden (vgl. Reha Media Handelsgesellschaft mbH, 2014a).

Ein komplexeres Sprachausgabegerät stellt der *Go Talk Express 32* dar, der nicht nur einzelne Aussagen sondern ganze Sätze in guter sprachlicher Qualität aufnehmen und wiedergeben kann. Das Gerät verfügt über fünf Ebenen, auf denen verschiedene Themen angeordnet sind und die verschiedenen Nutzer_innen zur Verfügung stehen können. Mehrere Mitteilungen können kombiniert und in entsprechender Reihenfolge über eine Sprechtaste abgespielt werden, z. B. »Ich möchte« »Apfelsaft« »trinken« (vgl. Reha Media Handelsgesellschaft mbH, 2014b). So wird die Kommunikation zwischen den Nutzer_innen und den Gesprächspartner_innen fließender, da auf ganze Sätze reagiert bzw. geantwortet werden kann.

Lightwriter sind Sprachausgabegeräte, die ausschließlich über Schrift funktionieren. Die Nutzer_innen können selbst Worte, Sätze und ganze Texte eingeben, die in zwei Sichtzeilen erscheinen und durch gut verständliche Sprache wiedergegeben werden. Mit den höher entwickelten Lightwritern können Nutzer_innen sogar telefonieren, geschriebene Texte können über einen USB-Anschluss an einen PC übertragen werden und häufig genutzte Sätze und Wörter für einen schnelleren Zugriff gespeichert werden (vgl. Reha Media Handelsgesellschaft mbH, 2014c).

Gestützte Kommunikation/FC

Die sogenannte *Gestützte Kommunikation* (auch *Faciliated Communication/FC* genannt) geht auf die Australierin Rosemary Crossley zurück, die in den 1980ern ihren Klient_innen ermöglichen wollte, mithilfe einer körperlichen Stütze an Hand, Handgelenk, Schultern oder Ellenbogen durch Zeigen auf Symbole, Bild- oder Buchstabentafeln sowie Schreiben auf Tastaturen von Schreibcomputern mit der Umwelt zu kommunizieren (vgl. Nußbeck, 2000, S. 16).

Diese Methode warf unter pädagogischen und therapeutischen Fachleuten heftige Diskussionen auf, da es sich bei den Nutzer_innen von FC um Personen handelte, denen eine sogenannte *schwere geistige Behinderung* zugeschrieben wurde und denen man aufgrund dessen nicht zugestand, dass sie zu dieser Form der Kommunikation – vor allem zur Produktion von Schrift – fähig wären. Unterstützt wurde Crossleys Arbeit durch die Veröffentlichungen von Douglas Biklen zu Beginn der 1990er, durch die die Gestützte Kommunikation sowohl in den USA als auch im späteren Verlauf in Deutschland bekannt und verbreitet wurde.

Gestützte Kommunikation kann bei all den Menschen angewandt werden, die nicht oder nur begrenzt lautsprachlich kommunizieren können, unabhängig von Alter, Art der Einschränkungen oder zugeschriebenen kognitiven Fähigkeiten.

Bei der Nutzung von FC gibt es immer ein Paar aus Schreiber_in und Stützer_in, die sich nach Biklen und Schubert (1991) an folgenden Grundbedingungen orientieren sollten:

1. *Körperliche Stütze*
   Die Stützer_innen helfen den Schreiber_innen zunächst dabei, den Zeigefinger zu isolieren, damit ein punktuelles Zeigen möglich wird. Zudem erfolgt durch die Stützer_innen eine physische Stütze an Arm, Oberarm, Schulter oder Handgelenk der Schreiber_innen, die die Zeigebewegungen initiieren und den Schreiber_innen zugleich als emotionale Stütze dienen soll.
2. *Anfangshilfe*
   Um Frustration zu vermeiden, sollen die Schreiber_innen anfangs vom Zeigen falscher Buchstaben oder Bilder abgehalten werden, indem die Zeigebewegung von den Stützer_innen umgelenkt wird.
3. *Konzentration aufrechterhalten*
   Hierbei besteht die Aufgabe der Stützer_innen darin, die Aufmerksamkeit der Schreiber_innen auf die Tafel oder die Symbole zu lenken und ausweichende oder ablenkende Verhaltensweisen zu unterbinden.

4. *Die Fähigkeiten der Schreiber_innen nicht hinterfragen*
   Die Schreiber_innen sollen das volle Vertrauen der Stützer_innen bekommen und in ihren Fähigkeiten zur FC-Nutzung unterstützt werden.
5. *Set-work*
   Anfangs sollen Fragen und Aufgaben mit vorgegebenen Antworten – etwa Lückentexte oder Bildbeschreibungen – zur Übung genutzt werden, bevor zu einer offenen Kommunikation übergegangen wird.
6. *Nachlassen der Stütze*
   Bei der Arbeit mit FC soll die individuell benötigte Stütze der Schreiber_innen sukzessive verringert werden, sodass ein möglichst unabhängiges Deuten auf Symbole oder Schreiben auf der Tafel oder am Computer ermöglicht werden kann (vgl. Biklen & Schubert, 1991, zitiert nach Nußbeck, 2000, S. 17).

Die Art der Kommunikation, also über Schriftsprache oder über Symbole, muss je nach Nutzer_in individuell erarbeitet werden. Generell soll FC nicht die einzige Methode sein, mit der die Nutzer_innen kommunizieren, sondern soll als ein Teilaspekt der Unterstützten Kommunikation verstanden und durch andere unterstützende Kommunikationsmethoden, wie beispielsweise durch PECS, ergänzt werden. Zudem ist es laut Bundschuh und Basler-Eggen (2000) unerlässlich, »dass vor dem Einsatz Gestützter Kommunikation alternative Kommunikationsmittel erprobt werden *müssen*« (Bundschuh & Basler-Eggen, 2000, zitiert nach Nußbeck, 2010, S. 203).

PECS – Picture Exchange Communication System

Das Picture Exchange Communication System – kurz *PECS* – ist ein von Lori Frost und Dr. Andrew Bondy entwickeltes Bildkartensystem zur Förderung von autistischen Kindern. Die Arbeit mit PECS beruht auf verhaltenstherapeutischen Prinzipien, wie der Nutzung von Verstärkung und der Kontrolle von Stimuli, und soll den Nutzer_innen sowohl als Alternative zur Verbalsprache als auch zur Initiation und zum Ausbau von sozialen Kontakten dienen (vgl. Snippe, 2013, S. 81). Bei der Kommunikation mit PECS kommen Bild-, Symbol- oder Wortkarten zum Einsatz, die den kognitiven und abstraktiven Fähigkeiten sowie dem Wortschatz und den Lesefähigkeiten der Nutzer_innen entsprechen. Ziel der Verwendung von PECS ist es, dass die Initiative der Nutzer_innen von Anfang an gefördert wird und sie so nicht nur die Möglichkeit erhalten, Bedürfnisse oder Wünsche mitzuteilen, sondern auch in Gesprächen zu antworten oder Situationen zu kommentieren (vgl. ebd.).

Die Arbeit mit PECS gliedert sich in sechs Phasen. In der ersten Phase geht es um den *physischen Austausch*, d.h., die Nutzer_innen lernen zunächst, nach einer Bild- oder Symbolkarte zu greifen und sie ihren Kommunikationspartner_innen im Austausch gegen ein bestimmtes Objekt zu reichen. Zwei Pädagog_innen arbeiten in dieser Phase mit dem Kind, wobei eine_r als dessen Assistenz dient und dafür zuständig ist, die erforderliche Greifbewegung des Kindes zunächst zu initiieren und sie im weiteren Verlauf zur Bildkarte zu lenken, damit es diese dann seinem Gegenüber geben kann. Die Assistenz wird sukzessive abgebaut (»backward chaining«), bis die Nutzer_innen selbstständig nach der Karte greifen und sie den Kommunikationspartner_innen übergeben können.

Die zweite Phase dient der *Erweiterung der Spontaneität*. Die Piktogramme werden den Nutzer_innen nun nicht mehr direkt bereitgestellt, sondern müssen erst aus einer Bildmappe o.ä. geholt werden. Zudem wird der Abstand zwischen den Kindern und den Kommunikationspartner_innen vergrößert. Ziel ist es, dass der Gebrauch und die Übergabe der Bildkarten spontan und ohne Aufforderung durch ein Gegenüber geschehen.

In der dritten Phase lernen die Kinder die *Diskriminierung von Bildern*, indem ihnen nun unterschiedliche Piktogramme angeboten werden, aus denen sie das richtige Piktogramm – entsprechend dem gewünschten Verstärker – auswählen und überreichen müssen. So lässt sich feststellen, ob das Kind tatsächlich bewusst zwischen verschiedenen Bildern oder Symbolen wählt und ob die Nutzung der Bildkarten willkürlich oder zufällig erfolgt. Um Erfolge zu garantieren und die Motivation aufrechtzuerhalten, wird auch in dieser Phase wieder zunächst mit einer physischen Assistenz gearbeitet, die im Trainingsverlauf sukzessive zurückgenommen wird.

Die vierte Phase dient der *Erarbeitung von Satzstrukturen*. Einfache Satzanfänge wie »Ich möchte bitte ...« werden mithilfe vorgefertigter

Satzstreifen durch die bereits erlernten Piktogramme ergänzt (beispielsweise ein Piktogramm für »Keks«), zu ganzen Sätzen kombiniert und den Kommunikationspartner_innen übergeben.

In der fünften Phase sollen die Nutzer_innen die *Beantwortung von Fragen* erlernen. Die Kommunikation in dieser Phase erfolgt vor allem durch Fragen vonseiten der Gesprächspartner_innen, meist durch die Übergabe einzelner Piktogramme, aber auch durch vorgefertigte Satzstreifen.

Die abschließende sechste Phase befasst sich mit dem *Kommentieren.* Die Nutzer_innen lernen in dieser Phase nicht nur, Wünsche zu äußern, sondern auch alltägliche Situationen zu kommentieren, Äußerungen zur Umwelt zu machen und durch die Initiation von Kommunikation die Aufmerksamkeit von Kommunikationspartner_innen auf sich zu ziehen (vgl. ebd., S. 82).

Berücksichtigt man die Besonderheiten im Lernen autistischer Menschen, wie beispielsweise die erwähnte Tunnelwahrnehmung, so »bietet die visuell-visuelle Kommunikation gegenüber der auditiv-visuellen Kommunikation eine Erleichterung« (ebd., S. 83), da sich Autist_innen im Bereich des Lernens oft an visuellen Reizen und Informationen orientieren. Wichtig bei der Arbeit mit PECS ist, dass es immer alltagsbezogen und durch unterschiedliche Bezugspersonen in verschiedenen Kontexten trainiert wird, da sonst keine Generalisierung stattfinden kann oder die Bildkarten nur mit der künstlichen Lernsituation (beispielsweise in der Logopädie) verbunden werden (vgl. ebd., S. 82). PECS kann für Menschen aus dem Autismus-Spektrum ein hilfreiches Mittel zur Anbahnung und zum Ausbau von Verbalsprache, zur Verbesserung sozial-kommunikativen Verhaltens sowie zur Steigerung des verbal-expressiven Wortschatzes darstellen.

4. Zusammenfassende Betrachtung

Kommunikation bedeutet – noch über die Nutzung von Laut- oder Schriftsprache hinaus – das aktive In-Beziehung-Treten mit anderen Menschen. So lernt ein Mensch bereits als Säugling die Regeln der Kommunikation, ohne dass dieses Lernen seiner bewussten Steuerung unterliegt (vgl. Watzlawick et al., 2011, S. 13). Vielmehr ergeben sich diese Lernprozesse aus den sozialen Interaktionen mit Mitmenschen und werden durch ebendiese geprägt und gefördert.

Mit anderen Menschen kommunizieren zu können, eröffnet die Möglichkeit, anderen die eigenen Befindlichkeiten, Bedürfnisse, Wünsche oder Einstellungen mitzuteilen und so aktiv und selbstwirksam zu einem Teil eines sozialen Systems zu werden. Dabei ist es, sobald man in Interaktion mit anderen Menschen tritt, überhaupt nicht möglich, nicht zu kommunizieren. »Wenn man also akzeptiert, dass alles Verhalten in einer zwischenpersönlichen Situation Mitteilungscharakter hat, d. h. Kommunikation ist, so folgt daraus, dass man, wie immer man es auch versuchen mag, nicht nicht kommunizieren kann« (ebd., S. 59).

Da Menschen von Geburt an in soziale Systeme integriert sind und sich somit fast ständig in Interaktionen miteinander befinden, sind sie auch stets in zwischenmenschliche kommunikative Situationen und in Kommunikationsprozesse eingebunden. Um ein gleichberechtigter Teil einer kommunikativen Situation zu werden, bedarf es der gleichen grundlegenden kommunikativen Voraussetzungen aller Interaktionspartner_innen. Hierzu zählt beispielsweise ein einheitliches Verständnis nonverbaler Kommunikationsmittel, denn ebenso wie die Sprache oder die Nutzung differenzierter Symbolsysteme können diese sehr vielfältig sein. So kann ein und dasselbe Körpersignal je nach Kontext und kommunikativer Situation unterschiedliche Bedeutungen haben und somit völlig andere Intentionen verfolgen.

Es bedarf jedoch auf der nonverbalen Kommunikationsebene nicht nur der gleichen Grundkenntnisse über die Bedeutung von Körperzeichen, Mimik und Gestik, sondern darüber hinaus auch der Fähigkeit, nonverbale Kommunikation überhaupt als Kommunikation verstehen und interpretieren zu können. Körpersignale, Körpersprache und nonverbale Kommunikation haben einen sehr hohen Stellenwert in zwischenmenschlichen Interaktionen, »denn es ist leicht, etwas mit Worten zu beteuern, aber schwer, eine Unaufrichtigkeit [...] glaubhaft zu kommunizieren. Eine Geste oder eine Miene sagt uns mehr darüber, wie ein anderer über uns denkt, als hundert Worte« (ebd., S. 73). Fehlen einem Menschen also Fähigkeiten auf der nonverbalen Kommunikationsebene – sowohl in rezeptiver als auch in expressiver Hinsicht – kann sich das auf die gesamten kommunikativen Leistungen auswirken.

Kommunikation und die Fähigkeit zu kommunizieren sind also nicht nur wichtige Voraussetzungen, um Teil einer Gesellschaft zu werden und in Interaktion und Austausch mit anderen Menschen zu treten, sie sind darüber hinaus auch wichtig, um ein Verständnis für die Umwelt zu erlangen und sich selbst im jeweiligen sozialen Umfeld erleben und positionieren zu können.

Sprache ist ein effektives, weit verbreitetes und grundlegendes Mittel menschlicher Kommunikation. Durch sie »wird die Welt erfasst und die Wirklichkeit konstruiert, werden Denk- und Weltbilder reproduziert und Einstellungen und Haltungen transportiert« (Haus, 2012, S. 19). Mit ihrer Hilfe kann die Umwelt mit Begrifflichkeiten und somit mit Bedeutungen besetzt werden; sie ermöglicht den Erwerb kulturellen Wissens, stellt gesellschaftliche Verhältnisse dar und gibt dem menschlichen Denken einen variablen, individuellen Rahmen. Sprache und vor allem der Erwerb von Lautsprache unterliegen verschiedenen kognitiven und entwicklungsspezifischen Fähigkeiten. Um diese sinnvoll nutzen und ausbauen zu können, bedarf es jedoch vor allem auch ausreichender und vielfältiger Anregungen seitens der Umwelt, wie sie durch Sozialisationsprozesse und zwischenmenschliche Interaktionen vermittelt werden.

Aber Sprache hängt nicht nur von kognitiven Fähigkeiten ab, sie kann diese im Gegenzug auch erweitern. So kann über eine Erweiterung des Sprachverständnisses eine Erweiterung des Wortschatzes erfolgen, wodurch wiederum der Erwerb kulturellen Wissens oder das Erkennen von Zusammenhängen vorangetrieben werden. Dies kann sich auf das menschliche Denken und Verstehen auswirken, indem beiden ein neuer Rahmen und somit ein neuer Zugang zur (Um-)Welt ermöglicht wird.

Sprache – sowohl als Laut- als auch Schriftsprache – ist ein sehr vielfältiges Kommunikationsmittel, da sie im Vergleich zur nonverbalen Kommunikation, bei der die Kommunikationsmittel mitunter klar definiert und begrenzt sind, in weitaus größerem Maße ausgebaut und angewandt werden kann.[10] Sie bietet dadurch nicht nur viel Spielraum

10 *Herdprämie*, *Wutbürger* oder *Abwrackprämie* sind Beispiele für Neologismen. Diese entstehen, wenn neue Sachverhalte benannt werden sollen und können zu einer Erweiterung des Wortschatzes und des Zugangs zu kulturellen Gegebenheiten führen.

für Kreativität und Individualität, sondern darüber hinaus auch stets neue Möglichkeiten zum Austausch mit anderen Menschen und zum Verständnis der Umwelt.

Die Schriftsprache als Kommunikationsform hat nicht weniger Bedeutung als die Lautsprache. Ihr Erlernen ist jedoch mit weitaus mehr Aufwand verbunden und bedarf daher mehr Motivation und Energie. Da sie auch ohne jegliche Begleitung nonverbaler Kommunikationsmittel den Austausch zwischen Individuen ermöglicht, kann sie zum einen klarer und mitunter auch leichter verständlich sein als die Verbalsprache. Zumindest wenn es um die Übermittlung reiner Informationen und Sachverhalte geht. Die eindeutige Kommunikation mittels Schriftsprache ist jedoch nur begrenzt möglich, da sogenannte *Verstehensanweisungen* nur über Lautsprache (z. B. durch das Betonen einzelner Worte oder gezielt gesetzter Sprachpausen) vermittelt werden können (vgl. Watzlawick et al., 2011, S. 64). So können zwar beispielsweise Gefühle mittels Schriftsprache konkret benannt werden, deren Intensität jedoch oft nur durch nonverbale Kommunikationsmittel und durch den Einsatz von Stimmlage oder Intonation des Gesprochenen verdeutlicht werden.

Kommunikation und Sprache sind also von elementarer Bedeutung, um an einer Gesellschaft teilhaben, sich in soziale Gefüge integrieren und um sich als selbstwirksamen Teil ebenjener sozialen Gefüge erleben zu können. Umso wichtiger ist es, dass Schwierigkeiten in diesen Bereichen adäquat kompensiert werden. Diese Kompensation kann mithilfe der Unterstützten Kommunikation/UK erfolgen, durch die Menschen, die nicht oder nur begrenzt auf Sprache zurückgreifen können, verschiedene Möglichkeiten bereitgestellt werden, um mit ihrer Umwelt in Kontakt zu treten, an ihr teilhaben und sich ihr mitzuteilen zu können.

Die Methoden der Unterstützten Kommunikation, wie PECS, FC oder der Umgang mit einem Talker, müssen von Grund auf gelernt werden – ähnlich wie das Schreibenlernen, das kontinuierlichen Trainings bedarf. Da Unterstützte Kommunikation weniger intuitiv und natürlich ist als die Lautsprache oder auch die nonverbale Kommunikation, muss hier viel Motivation von den Nutzer_innen aufgebracht und mitunter sehr viel Zeit und Energie – sowohl von den Nutzer_innen als auch von den Assistent_innen oder den Stützer_innen – investiert werden.

Lautsprache und die Kommunikation über Lautsprache entwickeln sich bereits in einem recht frühen Alter, weshalb es sinnvoll ist, dass bei Kindern mit Problemen im kommunikativen Bereich die Nutzung von Unterstützter Kommunikation so früh wie möglich eingeführt wird, da sonst wichtige Entwicklungsschritte, beispielsweise im Bereich des Wortverständnisses oder der Entwicklung grammatischer Strukturen, nur unzureichend vollzogen werden können. »Ein Kind, das z. B. auf Fragen nicht antworten kann, hat wenig Chancen, eine kommunikative Regel wie ›es ist unhöflich, auf Fragen nicht zu antworten‹ in sein Wissensspektrum zu integrieren« (Braun & Baunach, 2010, S. 106).

Der Erwerb von Fähigkeiten im Bereich Unterstützter Kommunikation beziehungsweise der Zugang zu den unterschiedlichen Methoden kann jedoch auch bei guten kognitiven Fähigkeiten oder nur leichten Kommunikationsschwierigkeiten nicht vorausgesetzt werden. Vielmehr muss für alle Nutzer_innen die passende Methode gefunden und diese auf deren Bedürfnisse und Fähigkeiten abgestimmt werden, wobei es sinnvoll sein kann, verschiedene UK-Methoden zu kombinieren, um so ein größtmögliches Spektrum an kommunikativen Möglichkeiten bereitzustellen.

Die exemplarisch vorgestellten Methoden der Unterstützten Kommunikation können durchaus als alternative Kommunikationsformen verstanden und anerkannt werden, da sie den Nutzer_innen Zugang zur und Teilhabe an der (Um-)Welt ermöglichen können, die ihnen sonst womöglich verwehrt bleiben würden. Zwar handelt es sich bei der Nutzung von PECS oder von elektronischen Sprachausgabegeräten – wie den einfachen Talkern – aufgrund der vorgegebenen Designs, einer oft überschaubaren Anzahl von Bild- oder Symbolkarten – wie sie von Metacom oder Boardmaker bereitgestellt werden – und den zum Teil begrenzten Möglichkeiten, Sprache zu erweitern und zu komplexen Satz- und somit Sinnzusammenhängen zu kombinieren, eher um begrenzte kommunikative Möglichkeiten, dennoch wird den Nutzer_innen ermöglicht, mit ihrem Umfeld in Kontakt zu treten, Bedürfnisse und Wünsche zu äußern und sich in das soziale Geschehen aktiv einzubringen.

Bei der Gestützten Kommunikation/FC wird den Nutzer_innen zwar auch die individuelle Kommunikation mittels Schriftsprache ermöglicht, dennoch handelt es sich hierbei auch um eine sehr kritisch betrachtete Methode. Dies kann dazu führen, dass den Schreiber_innen die schriftlich produzierten Aussagen kaum zugetraut und sie damit nur begrenzt ernst genommen werden. Vielmehr seien es die Stützer_innen, die die schriftlichen Aussagen produzierten. Diese Problematik wird dadurch erschwert, dass es nur wenige FC-Nutzer_innen tatsächlich schaffen, die Buchstabentafel oder den Computer selbstständig oder nur mit sehr geringer Stütze zu nutzen, und sie stets auf Stützer_innen angewiesen sind und von ihnen abhängig bleiben. Trotz dieses zum Teil sehr kritischen Verständnisses von FC nehmen die Angebote zur Gestützten Kommunikation vor allem für Autist_innen weiterhin zu.

In einer (Leistungs-)Gesellschaft, in der Sprache als gängiges Kommunikationsmittel dominiert und fast zwangsläufig mit gewissen kognitiven Fähigkeiten, wenn nicht sogar mit einem höheren Intelligenzniveau, gleichgesetzt wird, erhalten die Nutzer_innen Unterstützter Kommunikation mitunter wenig Anerkennung und Respekt von ihrem Umfeld. Besonders wenn es sich um die Kommunikation über Bild- und Symbolkarten handelt, denen mitunter weniger Bedeutung zugemessen wird als der Kommunikation über Schriftsprache. Dies liegt nicht zuletzt darin begründet, dass Kommunikation üblicherweise mit Sprechen oder der Verwendung von Laut- und Schriftsprache gleichgesetzt wird und dass sich viele Menschen schwertun, andere als die für sie gängigen, Kommunikationsformen als gleichwertig anzuerkennen.

Die Implementierung der Methoden der Unterstützten Kommunikation in den Alltag der Nutzer_innen ermöglicht nicht nur die basale Kommunikation von Grundbedürfnissen, sondern kann darüber hinaus zu einer »Verbesserung verbalen und nonverbalen Verstehens, Stärkung der Motivation zur Kommunikation und Förderung des Symbolverständnisses« (Snippe, 2013, S. 81) führen. So können auch Menschen mit wenig oder ohne jeglichen Zugriff auf Verbalsprache in ihrer Umwelt aktiv werden, sich ihrem Gegenüber verständlich mitteilen, sich in soziale Gefüge integrieren und ihre zwischenmenschlichen Beziehungen erweitern. Über den Zugang zu Bildung und zu einem besseren Verständnis ihrer Umwelt können sie zudem ihre Persönlichkeitsentwicklung vorantreiben und ihren Platz in der Gesellschaft finden.

In Bezug auf nicht-sprechende Menschen mit Autismus soll an dieser Stelle abschließend der Gedanke angeführt werden, dass, wenn alles Verhalten Kommunikation ist, auch sogenanntes autistisches Verhalten – wie Rückzug, Stereotypien, Vermeidung von Blickkontakt und sogar aggressives Verhalten – als Kommunikation in ihrem jeweiligen zwischenmenschlichen Kontext verstanden werden muss. Aufgrund der mitunter stark eingeschränkten Ausdrucksmöglichkeiten mancher nicht-sprechender Autist_innen ist es daher eine geradezu verpflichtende Aufgabe ihres Umfeldes, nicht nur die Bedeutung dieser Verhaltensweisen zu entschlüsseln und entsprechend darauf zu reagieren, sondern sie auch als wichtige – wenn nicht sogar einzig mögliche – Kommunikationsmittel, mit denen versucht wird sich der Umwelt mitzuteilen, zu verstehen.

III. (Psycho-)sexuelle Entwicklung und Sexualisation

Da Sexualität und die sexuelle Entwicklung eines Menschen in diesem Buch eine zentrale Rolle spielen, werden an dieser Stelle wichtige Begrifflichkeiten erläutert und (psycho-)sexuelle Entwicklungsphasen vorgestellt. Zudem wird der Versuch gewagt, einen Bezug zum angesprochenen Personenkreis – Menschen aus dem Autismus-Spektrum – herzustellen.

1. Begrifflichkeiten

Sexualität

Während im allgemeinen Sprachgebrauch der Begriff *Sexualität* oft gleichgesetzt wird mit der Funktion der Sexualorgane und dem Umgang mit den Sexualorganen (vgl. Sielert, 2005a, S. 38), stellt sie im Wesentlichen viel mehr dar. Sexualität kann als ein menschliches, von Geburt an vorhandenes Grundbedürfnis, als Lebensenergie – die durch intrinsische und extrinsische Motivation gespeist wird und die unter ganzheitlicher Betrachtung auch die sexuelle Entwicklung, die sexuelle Sozialisation sowie die Gefühls- und Erlebniswelten eines Menschen umfasst – verstanden werden (vgl. ebd.). Es ist wichtig, Sexualität nicht nur als bestimmte Grundorientierung mit bestimmten Verhaltensmustern, sozialen und gesellschaftlichen Normen und Werten, sondern vielmehr auch als ein Grundvermögen mit Entwicklungsfähigkeit und

-bedürftigkeit, mit kontinuierlicher, lebenslanger Förderung zu begreifen (vgl. Kluge, 2008b, S. 121f.).

Sexualität darf auch nicht losgelöst von Körperlichkeit und Sinnlichkeit betrachtet werden, da sie »für viele Menschen ein unmittelbarer Lebensgenuss, ein zentrales Moment des Selbstwertgefühls […]« (Valtl, 2008, S. 131) sowie einen wichtigen Beziehungsfaktor darstellt und somit auch die Aspekte der körperlichen Lust, »Erotik, Leidenschaft und Liebe« (Sielert, 2005a, S. 39) beinhaltet. Sexualität erfüllt verschiedene Funktionen, die sich gegenseitig bedingen und im Miteinander verstanden werden müssen: Die Identitätsfindung, der Lustaspekt und die Bedürfnisbefriedigung spielen hier ebenso hinein wie die Intensivierung von Beziehungen und unter Umständen auch der Fruchtbarkeitsaspekt (vgl. Kluge, 2008a, S. 71).

Die Sexualität eines Menschen ist demnach sehr facettenreich, erfüllt verschiedene Funktionen, ist abhängig von verschiedenen Lebens- und Entwicklungsphasen und wird stets individuell erlebt und gewichtet.

Sexuelle Entwicklung

Die *sexuelle Entwicklung* eines Menschen vollzieht sich sowohl auf biologischer, körperlicher als auch psychischer Ebene in den jeweiligen Alters- und Entwicklungsstufen. Biologisch betrachtet spricht man von der altersgemäßen Reifung und Entwicklung des menschlichen Körpers, der Ausbildung primärer und sekundärer Geschlechtsmerkmale, Veränderungen im Hormonhaushalt und der »Reifung und Übung von Sexualfunktionen« (Senckel, 2002, S. 175). Körperliche Veränderungs- und Reifungsprozesse können nicht losgelöst von psychischen Entwicklungsprozessen betrachtet werden. Das Verständnis von sexueller Entwicklung im Kontext (psycho-)sexueller Entwicklungsphasen, wie Freud sie definiert hat, ist daher unabdingbar.

In die sexuelle Entwicklung eines Menschen spielen jedoch auch Sozialisationsprozesse mit hinein, die nicht nur abhängig von verschiedenen kulturellen oder gesellschaftlichen Gefügen, sondern auch von altersspezifischen Lebenswelten sind. Hierzu zählen auch die »Integration der sexuellen Impulse und Einstellungen in die Gesamtpersönlichkeit« (ebd.) sowie die Ausbildung einer geschlechtlichen Identität. Die sexuelle Entwicklung eines Menschen beginnt bereits vorgeburtlich im Mutterleib und ist ein lebenslang andauernder Prozess.

Sexualisation

Der Begriff *Sexualisation* setzt sich aus den Wörtern *Sexualität* und *Sozialisation* zusammen und meint »die Eingliederung des menschlichen Individuums aufgrund sexueller Lernprozesse in das soziale System« (Kluge, 2008b, S. 120). Als Sexualisation bezeichnet man Lernprozesse, die sowohl intentional, zielgerichtet und geplant als auch unbeabsichtigt und funktional ablaufen und auch außerhalb von Sexualerziehung stattfinden können (vgl. ebd.). Sexualisation und Sozialisation sind gesellschaftlich wichtige Prozesse. Bezogen auf individuelle Lernprozesse bedeutet Sexualisation die »Übernahme von und die kritische Auseinandersetzung mit Sexualnormen, die Aneignung sexueller Verhaltensmuster [und] der Erwerb eines bestimmten Sexualwissens« (ebd.).

2. (Psycho-)sexuelle Entwicklungsphasen

Körperliche und sexuelle Entwicklung gehen auch mit Entwicklungs- und Veränderungsprozessen der Psyche einher. Sigmund Freud (1856–1936) hat ein Modell zur (psycho-)sexuellen Entwicklung von Kindern und Jugendlichen entwickelt, das in fünf Phasen aufeinander aufbaut.

Während Freud in seinen Darstellungen die Begriffe *Eltern* und *Familie* im traditionellen, veralteten Sinn verwendet – nämlich in der Annahme, dass die Eltern zwangsläufig die biologischen Eltern (beziehungsweise die Erzeuger_innen) und demnach Vater und Mutter eines Kindes sind und dass die Familie aus ebendiesen Eltern, möglichen leiblichen Kindern und eventuellen anderen (biologischen) Familienmitgliedern besteht –, werden im Zuge der folgenden Darstellungen diese Begriffe viel weiter gefasst.

So sind mit der Bezeichnung *Eltern, Mutter* oder *Vater* eben nicht nur die Erzeuger_innen eines Menschen gemeint, sondern vielmehr die sozialen Eltern; sorgende erwachsene Bezugspersonen, egal welchen Geschlechts, die ein Kind versorgen, es lieben, erziehen und ihm Sicherheit geben. Auch Alleinerziehende und Eltern mit getrennten Haushalten werden hier selbstverständlich mitgedacht.

Unter dem Begriff *Familie* lässt sich demzufolge mehr als nur die biologischen Eltern, leibliche Kinder, direkte Verwandte oder ähnliches verstehen. Vielmehr ist damit eine soziale Gemeinschaft gemeint, zu denen neben den bekannten Familienkonstellationen auch Alleinerziehende mit Kind oder Kindern, Patchworkfamilien, Kommunen und ähnliches gezählt werden.

Im Folgenden werden die von Freud beschriebenen Entwicklungsphasen unter Berücksichtigung der angeführten Erläuterungen dargestellt.

Orale Phase (1. Lebensjahr)

Von Geburt an spielt der Körper eine zentrale Rolle in der menschlichen Entwicklung, da Babys und Kleinkinder sich und ihre Umwelt zunächst vor allem körperlich erleben.

> »Jedes Kind ist von Anfang an auf Reize angewiesen, um zu lernen [...]. Reizungen der Hautoberfläche durch Streicheln, Halten, Drücken oder Küssen [...] sind sowohl für die geistige als auch die seelische Entwicklung und Gesundheit von Bedeutung« (Sielert, 2005a, S. 102).

Die Haut als größtes Sinnesorgan eines Menschen ermöglicht die Wahrnehmung zahlreicher unterschiedlicher Tast- und Fühlerfahrungen, wie die Nähe zu anderen Menschen, Wärme oder Geborgenheit. Das liebevolle Liebkosen des Kindes durch die Bezugspersonen ermöglicht in dieser frühen Phase der kindlichen Entwicklung eine positive Wahrnehmung des eigenen Körpers und unterstützt so den Aufbau eines positiven Körperbildes (vgl. Ortland, 2008, S. 36). Aber auch Ekel, Ablehnung oder Angst kann das Kind über die Haut wahrnehmen, wodurch seine psychische Entwicklung negativ beeinflusst werden kann (vgl. Wanzeck-Sielert, 2008, S. 365).

Vertrauensvolle Beziehungen zu den Eltern, Angenommensein sowie Zuwendung und Geborgenheit durch die Bezugspersonen sind daher wichtige Voraussetzungen, damit das Kind ein Urvertrauen sowohl zu sich selbst als auch zu seiner Umwelt aufbauen kann. Das Umfeld des Kindes besteht in diesem Alter vorwiegend aus den Eltern und ihnen kommt demnach eine wichtige Rolle als Bezugspersonen zu. Ihre Stimmen sind wichtige Orientierungspunkte für das Baby, sie wirken beruhigend, spenden Trost und geben Sicherheit. Bereits mit wenigen Monaten beginnen Kinder aktiv, kommunikationsstiftende Möglichkeiten zu finden, um die Aufmerksamkeit der Bezugspersonen auf sich zu lenken, und entdecken so, dass diese mit Freude auf Brabbeln, Lautieren und Lachen reagieren, dass sie diese Äußerungen aufgreifen und über diese Form der vorverbalen Kommunikation mit dem Kind in Kontakt treten. Aber auch Weinen und Schreien sind frühe Versuche, Kontakt zum Umfeld aufzunehmen und Bedürfnisse mitzuteilen.

Neben der Haut kommt dem Mund als erogenen Zone in dieser Entwicklungsphase eine große Bedeutung zu. Er ist nicht nur zentrales Lustorgan in der oralen Phase – das Saugen an der Mutterbrust oder auch an der Flasche wird vom Säugling als lustvoll erlebt –, sondern er ist neben der Haut ein wichtiges Sinnesorgan zur Erkundung und zum Verständnis der nahen Umwelt und der eigenen Person.

Die orale Triebbefriedigung erfolgt zunächst vor allem über das Saugen an der Mutterbrust oder der Flasche und das damit einhergehende Erleben von Sättigung. Im weiteren Entwicklungsverlauf entstehen durch das aktive Erkunden der Umwelt mit dem Mund sogenannte *aktiv-orale Impulse*, wie Zerkleinern, Zerkauen, Lutschen oder Ausspucken von Nahrung oder Gegenständen (vgl. Machleidt et al., 2004, S. 85).

»Mit Zunahme der körperlichen Beweglichkeit erkunden [Kinder] intensiv ihren eigenen Körper durch Betasten und Berühren« (Ortland, 2008, S. 36). Der Körper des Kindes mit seinen Bewegungen und Empfindungen ist ein wichtiger Bezugspunkt. Zunehmende Körperbewegungen, Berührungen des eigenen Körpers durch sich selbst und andere sowie körperliche Erfahrungen und Sinneserfahrungen spielen eine große Rolle sowohl bei der Ich-Entwicklung als auch bei der Entwicklung von Handlungsfähigkeiten und -fertigkeiten (vgl. Wanzeck-Sielert, 2008, S. 364). Durch die zunehmenden körperlichen Bewegungsmöglichkeiten wie Rollen, Krabbeln oder Laufen bekommt das

Kind die Möglichkeit, die Wahl seiner Interaktionspartner_innen aktiv mitzubestimmen – beispielsweise durch Sichentfernen von der Mutter oder durch Sichhinbewegen auf Bezugspersonen (vgl. Ortland, 2008, S. 36) – und damit selbstwirksam zu werden. So können wichtige Erfahrungen wie Nähe und Getrenntsein, Loslassen oder Festhalten sowie die Unterscheidung zwischen sich selbst und anderen gesammelt werden (vgl. ebd.).

Die Interaktion mit den Bezugspersonen und deren Umgang mit dem Säugling sowie auch die aktive Auseinandersetzung des Kindes mit seiner Umwelt haben Einfluss auf die Entwicklung von Vertrauen oder Misstrauen, wobei es für eine positive Persönlichkeitsentwicklung wichtig ist, dass sich das Vertrauen stärker entwickelt.

Anale Phase (2. bis 3. Lebensjahr)

Im zweiten bis dritten Lebensjahr entwickeln Kinder ein großes Interesse an ihrem Analbereich sowie an den eigenen Ausscheidungen. Erogene Zone in dieser Entwicklungsphase ist folglich der Anus, wobei das Lusterleben im Festhalten und Loslassen des Kots liegt. Auch das Festhalten und Loslassen anderer Ausscheidungen können als lustvoll erlebt werden, wie beispielsweise das Spüren einer prall gefüllten Harnblase (vgl. Wanzeck-Sielert, 2008, S. 365). Mit der zunehmenden Kontrolle über die Körperfunktionen und die eigenen Ausscheidungen entwickeln sich eine neu gewonnene Selbstständigkeit und Autonomie, wie beispielsweise der selbständige Gang auf die Toilette (vgl. ebd., S. 365). Damit geht das Gefühl einher, »das Festhalten und Loslassen des Stuhlgangs alleine geschafft, also etwa selbst entschieden und bewirkt zu haben« (ebd., S. 366).

Aber nicht nur die Körperfunktionen unterliegen immer mehr der Steuerung des Kindes, auch der eigene Wille kann bewusster gesteuert werden – durch die Fähigkeit nein zu sagen und den Wunsch und die Fähigkeit sich den Aufforderungen der Bezugspersonen zu widersetzen (vgl. Machleidt et al., 2004, S. 85). In der sogenannten *Trotzphase*, die mit der Kontrolle der Körperfunktionen und dem Sichwidersetzen gegenüber den Eltern und erwachsenen Bezugspersonen einhergeht, erleben Kinder auch aggressive Impulse sowie Zerstörung als lustvoll, weshalb Freud auch von einer *anal-sadistischen Phase* spricht (vgl. ebd., S. 86).

Neben der Analregion rücken auch die eigenen Genitalien und die der Bezugspersonen zunehmend in den Mittelpunkt des kindlichen Interesses. In der sogenannten *narzisstischen Phase,* die ebenso wie die Trotzphase Teil der (psycho-)sexuellen Entwicklung während der analen Phase ist, entwickelt sich ein sogenannter *Autoerotismus*, der mit der Stimulation der eigenen Genitalien einhergeht. Das Kind entdeckt seine Genitalien durch Berühren, Anfassen oder Beschauen. Durch Selbststimulation werden wichtige Informationen über den eigenen Körper und das eigene Körperempfinden gesammelt (vgl. Ortland, 2008, S. 38).

Die aktive Erkundung und die Auseinandersetzung mit dem eigenen Intimbereich sind wichtige Voraussetzungen sowohl für die Entwicklung einer Repräsentation der eigenen Genitalien als auch im weiteren Verlauf für die Entwicklung einer geschlechtlichen Identität. Durch das Betrachten der Genitalien der Eltern und Geschwister lernen Kinder in dieser Entwicklungsphase, dass es verschiedene Geschlechter gibt. Sie werden sich zunehmend der körperlichen Unterschiede bewusst, »vergleichen sich [mit den Bezugspersonen] und entdecken die Gemeinsamkeiten und Unterschiede« (Sielert, 2005a, S. 103).

Der fortschreitende Spracherwerb und ein sich ständig erweiterndes Sprachverständnis im Laufe des zweiten und dritten Lebensjahres haben ebenfalls eine große Bedeutung für die psychosexuelle Entwicklung sowie für die Sexualisation des Kindes in der Familie.

So lernt das Kind durch Neinsagen, sich dem Willen der Bezugspersonen zu widersetzen und somit selbstwirksam zu werden. Dazu gehört auch, dass Kinder lernen, Erwachsenen gegenüber nicht nur verbal ihre Bedürfnisse auszudrücken, sondern auch eigene Grenzen aufzuzeigen, um beispielsweise ihre Intimsphäre zu schützen. Kinder in dieser Entwicklungsphase wollen, »dass ihr Nein akzeptiert wird und sie sich mit ihren Wünschen und Vorstellungen als ernst genommen erleben« (Ortland, 2008, S. 39).

Um sexualisierter Gewalt und sexuellen Übergriffen gegenüber Kindern vorzubeugen, ist es in dieser Phase von großer Bedeutung, dass auch »Berührungen nicht gegen den Willen der Kinder geschehen, sondern eine ablehnende Haltung akzeptiert wird« (ebd.).

Durch den Erwerb expressiver verbaler Fähigkeiten lernt das Kind darüber hinaus auch seinen Körper, seine Körperfunktionen und Körperteile zu benennen. »Wichtig ist es die Genitalien zu bezeichnen und Begriffe für angenehme und unangenehme Berührungen zu finden – und zwar auf eine Art und Weise, die für alle Beteiligten akzeptabel ist« (Sielert, 2005a, S. 104). So wie das Anfassen, Berühren und Betrachten des Körpers ist auch die Benennung von Körperteilen wichtig, um eine ganzheitliche Repräsentation des eigenen Körpers und somit der eigenen Person entwickeln zu können. Die anale Phase stellt mit den genannten Entwicklungsaufgaben und deren erfolgreicher Bewältigung eine wichtige Voraussetzung für die Entwicklung von Autonomie – auch über diese Phase hinaus – dar. Einschränkungen in den Autonomiebestrebungen und in den kindlichen Abgrenzungsversuchen können im weiteren Entwicklungsverlauf zu Gefühlen von Scham und Zweifeln führen.

Phallische Phase (3. bis 5. Lebensjahr)

In der *phallischen Phase*, auch *frühgenitale Phase* oder *kleine Pubertät* genannt, vollziehen sich zahlreiche körperliche und geistige Entwicklungsschritte (vgl. Wanzeck-Sielert, 2008, S. 366). Erogene Zonen sind die Geschlechtsorgane und das Lusterleben erfolgt durch Selbststimulation, wobei die Freude an der Masturbation gleichzeitig auch ein Ausdruck von Autonomie gegenüber den Eltern ist (vgl. Machleidt et al., 2004, S. 85).

Kinder zeigen in dieser Phase eine sogenannte *Schau- und Zeigelust,* hinter der sich sowohl sexuelles Begehren als auch sexuelle Neugier verbergen und die sich durch Entblößen der Genitalien sowie durch Beobachten und Betrachten der Genitalien von Eltern, erwachsenen Bezugspersonen, Geschwistern und auch Gleichaltrigen äußern.

Aufgrund der zunehmenden verbalen und kognitiven Fähigkeiten lernen Kinder in dieser Phase nicht mehr ausschließlich durch Anfassen, sondern vor allem durch Sprache und das Lernen am Modell. So erfolgt auch der Geschlechtsrollenerwerb durch das Beobachten des Verhaltens von Erwachsenen. Das beobachtete (Rollen-)Verhalten wird dann in Rollenspielen – wie Vater-Mutter-Kind-Spielen – allein, mit

Erwachsenen oder mit Spielgefährt_innen nachgeahmt und erprobt (Ortland, 2008, S. 39).

Auch Körperlichkeit kann durch Modelllernen von anderen Gleichaltrigen erlernt werden. Dies ist besonders dann von Bedeutung, wenn Kinder die eigenen Genitalien noch nicht als Lustquelle entdeckt haben und beispielsweise Masturbation erst von anderen Kindern lernen (vgl. Sielert, 2005a, S. 108).

Zwischen dem dritten und dem fünften Lebensjahr gewinnen die Kontakte zu Gleichaltrigen zunehmend an Bedeutung für die kognitive und damit einhergehend auch für die (psycho-)sexuelle Entwicklung. Die Sexualisation von Kindern erfolgt von nun an zunehmend auch außerhalb der Familie. So werden in Freundschaften und sozialen Kontakten soziale Regeln und geschlechtsspezifisches Verhalten erworben, erprobt und reflektiert. Im Kontakt mit Gleichaltrigen erfahren Kinder nicht nur Zärtlichkeiten, Nähe oder Respekt, sondern lernen gleichzeitig auch »Einfühlung, Rücksicht auf andere und Durchsetzung eigener Wünsche gegenüber den Gleichaltrigen, Regeln im Umgang miteinander aber auch Grenzen der Vertrautheit« (ebd., S. 106). In dieser Phase entstehen erste sehr intensive und innige Freundschaften, die mit starken Liebesgefühlen und dem Wunsch nach körperlicher Nähe und Geborgenheit einhergehen (vgl. Ortland, 2008, S. 43).

Gleichaltrige Kinder stellen somit eine wichtige Herausforderung für die Persönlichkeitsentwicklung eines Kindes dar, da sie gleichzeitig Vorbildfunktion haben und Anschauungsobjekte zum Lieben und Hassen, zum Streiten und zum Abgrenzen sind und im gegenseitigen Miteinander »Gefühle von Eifersucht, Sehnsucht, Zuneigung oder Enttäuschung« (Sielert, 2005a, S. 108) entstehen, die verarbeitet und integriert werden müssen.

Der sogenannte Ödipuskomplex bzw. die ödipale Phase sind nach Freud ebenfalls Teil der (psycho-)sexuellen Entwicklung im Verlauf der phallischen Phase. »Im Ödipuskomplex richtet das Kind sein sexuelles Begehren auf den gegengeschlechtlichen Elternteil und erlebt den gleichgeschlechtlichen Elternteil als Rivalen« (Machleidt et al., 2004, S. 85). Da Kinder in diesem Alter noch nicht in der Lage sind, zwischen Liebe und Sexualität zu unterscheiden, entwickeln sie diese natürlichen Liebschaften für ihre Bezugspersonen (vgl. Sielert, 2005a, S. 107). So passiert es, dass sich Mädchen verstärkt dem Vater zuwenden, von ihm beachtet und begehrt werden möchten, den Vater heiraten und an die Stelle der Mutter treten wollen. Ebenso passiert es bei den Jungen, dass sie sich in Konkurrenz mit dem Vater erleben, starke Liebesgefühle für die Mutter entwickeln und den Wunsch haben, die Rolle des Vaters zu übernehmen (vgl. Wanzeck-Sielert, 2008, S. 366).[11]

Diese Gefühle für die Eltern können nicht nur ein starkes Konkurrenzerleben mit sich bringen, sondern sogar mit Todesfantasien gegenüber den Rival_innen einhergehen. Gleichzeitig kommen die Kinder mit sich und ihren Gedanken und Gefühlen in einen großen Konflikt, da sie fürchten, »für diese verbotenen sexuellen und aggressiven Wünsche bestraft zu werden« (Machleidt et al., 2004, S. 85). Wichtig für die Lösung des Ödipuskomplexes ist es, dass die Bezugspersonen ihre Kinder mit diesen entwicklungsspezifischen Gefühlen ernst nehmen und einem krisenhaften Erleben dieser Phase vorbeugen, indem sie verständnisvoll auf die von den Kindern erlebten Gefühle reagieren und so deren Selbstwertgefühl stärken. Ein krisenhaftes Erleben dieser Entwicklungsphase kann zur Entwicklung von Schuldgefühlen führen.

Nach dem Durchleben der ödipalen Phase erfolgt laut Freud zum Ende der phallischen Phase eine zunehmende Ablösung von den Eltern. Kinder wollen ihr Ich in Abgrenzung von den Eltern erleben und erproben (vgl. Ortland, 2008, S. 39). Um sich von den Bezugspersonen abzugrenzen, werden nicht nur vermehrt soziale Kontakte zu Gleichaltrigen gesucht, sondern Kinder versuchen sich auch, auf verbalem Weg, beispielsweise durch gezielte verbale Provokationen, abzugrenzen. »Die Sprachentwicklung ist inzwischen so weit, dass mancher provokante Kindervers aufgeschnappt wird und die Umwelt mit Warum-Fragen erschlossen wird« (Sielert 2005a, S. 104). Dies führt zum einen dazu, dass Kinder genau beobachten, wie die Erwachsenen auf provozierende Sprache und provokante Äußerungen reagieren, und zum anderen,

11 Die Theorie des Ödipuskomplexes mit der Darstellung der klassischen Rollenbilder der Eltern als Mutter und Vater sowie der benannten Zuwendung des Kindes zur gegengeschlechtlichen Bezugsperson muss sehr kritisch betrachtet werden – vor allem angesichts der gesellschaftlichen Realität, dass Kinder auch in Familien mit gleichgeschlechtlichen Bezugspersonen aufwachsen und ebenso die beschriebenen Entwicklungsphasen durchlaufen und entsprechende Gefühle für ihre Bezugspersonen entwickeln, die diese Entwicklungsphase prägen.

dass Anweisungen der Eltern konsequent und ausdauernd hinterfragt und diskutiert werden. Dieses Abgrenzungsverhalten ist für die Persönlichkeitsentwicklung des Kindes in dieser Phase von großer Bedeutung, da im weiteren Verlauf zunehmend die Peers sowie Personen wie Erzieher_innen oder Lehrer_innen wichtig für seine kognitive Entwicklung und Sexualisation werden.

Ebenfalls ein wichtiger, durch den erweiterten sozialen Aktionsradius des Kindes bedingter Entwicklungsschritt im Zuge der phallischen Phase ist die Entwicklung von Körperscham. Nicht nur die intimen Körperregionen werden gegenüber anderen, vor allem gegenüber Erwachsenen und Fremden, verborgen, sondern auch die eigenen Ausscheidungen, körperlichen Reaktionen oder Handlungen. Dies geschieht besonders dann, wenn Handlungen auf die Genitalien bezogen sind oder mit Sexualität assoziiert werden. Kinder versuchen, in Anwesenheit anderer bekleidet zu bleiben oder einen Sichtschutz herzustellen, und bestehen darauf, das Anziehen oder die Körperpflege selbstständig durchzuführen (vgl. Schuhrke, 1999, zitiert nach Ortland, 2008, S. 41). Hierbei geht es primär um die Wahrung eigener intimer Grenzen und der Privatsphäre. Kinder entwickeln im Zuge dessen auch Schamgefühle, die sich auf andere Personen beziehen können – sogenannte *Fremdscham* –, wenn sie der Meinung sind, dass andere Menschen ihre intimen Grenzen nicht wahren (vgl. Sielert, 2005a, S. 106).

Die Ausbildung von Schamgefühlen ist ein wichtiger Entwicklungsschritt im Zuge der sexuellen Identitätsfindung und der Abgrenzung von den Eltern oder von erwachsenen Bezugspersonen. Gleichzeitig ist Scham ein wichtiger Faktor zum Schutz vor sexuellen und körperlichen Übergriffen durch andere, da sie vor allem auf den Schutz der eigenen Intimsphäre und somit des eigenen Körpers gerichtet ist und eine klare Grenzziehung gegenüber anderen signalisiert.

Latenzphase (6. bis ca. 10./11. Lebensjahr)

In der sogenannten *mittleren Kindheit* verändern sich die Bezugswelten des Kindes noch einmal drastisch. Der Eintritt in die Schule und der oft damit einhergehende Wechsel des Freundes- und Bezugspersonenkreises führen dazu, dass »die sexuelle Triebenergie zugunsten der vielen neuen anderen geistigen und sozialen Herausforderungen« (Wanzeck-Sielert, 2008, S. 367) zwar zurücktritt, bei Kindern diesen Alters aber nach wie vor vorhanden ist. Sie spielt sich im Vergleich zur phallischen Phase nun nicht mehr in Bezug auf die Bezugspersonen ab und ist weniger sichtbar, in den Peergroups ist Sexualität jedoch weiterhin ein wichtiges und zentrales Thema (vgl. ebd.). So tauschen sich Kinder in ihren Freundeskreisen angeregt über sexualitätsbezogene Themen aus, die sie mit ihren Eltern oder anderen Erwachsenen nicht besprechen möchten. Die Freude und die Lust an der Selbststimulation der Genitalien bleiben wie in der vorangegangenen phallischen Phase erhalten. Im Laufe der Grundschulzeit verändert sich jedoch das Verständnis für Sexualität, und die Kinder entwickeln ein Bewusstsein dafür, dass »ein Kind nicht entsteht, weil Mama und Papa sich lieb haben oder verheiratet sind« (Ortland, 2008, S. 45).

Die Beziehungen zu Gleichaltrigen konzentrieren sich in dieser Entwicklungsphase zunehmend auf gleichgeschlechtliche Freundschaften, wodurch das Kind die Möglichkeit bekommt, in einem geschützten Rahmen die jeweilige Geschlechtsrolle auszuprobieren und seine geschlechtliche Identität zu entwickeln. Die zunehmende Verankerung der eigenen Geschlechtsrollenidentität führt dazu, dass sich die Peers zunehmend von den gegengeschlechtlichen Gruppen abgrenzen, ohne jedoch das Interesse am anderen Geschlecht zu verlieren. Diese Mädchen- und Jungencliquen sind nicht nur Lernorte in Bezug auf Rollenbilder oder sexuelles Verhalten, sondern sie dienen auch als Ort geschlechtlicher Inszenierungen (vgl. Wanzeck-Sielert, 2008, S. 369).

Dabei ist es vor allem für Jungen sehr wichtig, in ihrer Peergroup anerkannt und geachtet zu werden, sei es durch als besonders *männlich* geltendes oder durch provokantes Verhalten, beispielsweise den Erwachsenen gegenüber. Für Jungen scheint die Verankerung einer Geschlechtsrollenidentität durchaus schwerer zu sein als für Mädchen, da sie in vielen sozialen Bereichen überwiegend von Frauen umgeben sind und sich daher stärker in ihrer männlichen Rolle beweisen müssen, wodurch sie dann mitunter besonders provokativ auftreten (vgl. Ortland, 2008, S. 45).

Auch Mädchen wollen in ihren Peers anerkannt werden, dennoch kommt oft hinzu, dass ihnen auch die Akzeptanz durch erwachsene

Bezugspersonen wichtig ist (vgl. ebd., S. 44). Gerade zum Ende der Latenzphase sind die Kinder schon sehr selbstständig und haben sich bereits ein gutes Stück von den Eltern und anderen Erwachsenen abgegrenzt. Dennoch erleben sie sich noch immer als schwächer gegenüber den Erwachsenen und zudem von ihnen abhängig. Diesen bestehenden Konflikt versuchen sie durch Provokationen, sexuell gefärbte Sprüche und Witze oder die Nutzung von Fäkalsprache zu lösen (vgl. ebd., S. 43). »Endlich haben sie ein Instrumentarium, mit dem sie die bis dahin ständig überlegenen Erwachsenen herausfordern können« (Sielert, 2005a, S. 111). Aber nicht nur gegenüber den Erwachsenen, auch gegenüber Gleichaltrigen oder in den Peers wird in diesem Alter zunehmend sexualisierte oder provokative Sprache genutzt.

Die Bewältigung der in der Latenzphase auftretenden Entwicklungsaufgaben führt dazu, dass sich Kinder – je nach erfolgreichem oder krisenhaftem Erleben dieser Phase – den Anforderungen der Umwelt anpassen können und einen sogenannten Werksinn oder aber Gefühle von Minderwertigkeit entwickeln.

Pubertät (ab 11. bis ca. 18. Lebensjahr)

Der Begriff *Pubertät* bezeichnet alltagssprachlich »die Zeitspanne der körperlichen Reifung im Übergang zwischen Kindsein und Erwachsensein« (Walter, 2005, S. 160) und stellt einen Zeitraum in der (psycho-)sexuellen Entwicklung dar, in dem zahlreiche körperliche und psychische Reifungs- und Veränderungsprozesse die Jugendlichen vor eine große Herausforderung stellen.

Während es in der Latenzphase eher zu Wachstumshemmungen kommt, erfolgen in der Pubertät – bedingt durch hormonelle Veränderungen – sowohl ein enormes Körperwachstum als auch die Ausbildung und die Reifung der sekundären Geschlechtsorgane.

Die körperliche Entwicklung bei den Mädchen zeichnet sich durch das Wachsen von Achsel- und Schambehaarung, das Brustwachstum, eine Ausprägung der Hüftrundung sowie das Auftreten der ersten Periode, der sogenannten *Menarche*, aus. Bei den Jungen erfolgt neben dem Wachsen von Achsel- und Schambehaarung auch ein Wachstum der Hoden und des Penis. Darüber hinaus kommt es zum Stimmbruch und dem ersten Samenerguss, der sogenannten *Ejakularche*. Allen Jugendlichen gemein ist die Zunahme an Körpergewicht und Körpergröße, wobei das Körperwachstum meist eher disproportional erfolgt und eine motorische Ungeschicklichkeit mit sich bringen kann. Hinzu kommt bei vielen Jugendlichen das Auftreten von hormonell bedingter Akne im Gesicht (vgl. ebd.).

Somit ist die Pubertät vor allem ein Zeitraum biologisch-körperlicher Reifungsprozesse. Diese verlaufen individuell sehr unterschiedlich und sind u. a. abhängig von genetischen Prädispositionen, von kulturellen und sozialen Bedingungen sowie von der Gesundheit und der Ernährung (vgl. ebd.). Die beschriebenen körperlichen Veränderungen müssen natürlich von den Jugendlichen psychisch verarbeitet und integriert werden. »In der Jugendpsychologie wird deshalb für diese seelische Verarbeitung der körperlichen Reifeentwicklung der Begriff Adoleszenz (lat. Jugendalter) verwendet« (ebd.), wobei dieser Begriff auch synonym für den Zeitraum nach der eigentlichen Pubertät und dem Übergang ins Erwachsenenalter, also ab ca. dem 16. Lebensjahr, verwendet wird.

Die Verarbeitung der körperlichen Wachstums- und Reifeprozesse schlägt sich deutlich im pubertären Erleben und Verhalten nieder. So zählen beispielsweise Stimmungsschwankungen, Schwankungen im Aktivitätsmodus, »Arroganz, Überheblichkeit und egozentrischer Widerstand gegen Autoritäten« (ebd., S. 162), eine intensive narzisstische Beschäftigung mit dem eigenen Körper sowie die strikte Ablehnung der Wertesysteme der Erwachsenen und die Herausbildung eigener Ziele und Ideale zu den typischen pubertären Verhaltensweisen von Jugendlichen (vgl. ebd., S. 162f.).

Nach Bohleber (1981) sind all die genannten Verhaltensweisen wichtige und vor allem normale Entwicklungsschritte in der Pubertät, um unabhängig und erwachsen zu werden, eine erfolgreiche Ablösung von den erwachsenen Bezugspersonen zu erreichen und um ein eigenes Leben mit eigenen Beziehungen und einer eigenen Identität führen zu können (vgl. ebd., S. 163). Neben der Bewältigung und der Verarbeitung körperlicher und psychischer Entwicklungsprozesse stehen in der Pubertät bestimmte Entwicklungsaufgaben an, deren Bewältigung für die weitere Entwicklung der Jugendlichen hin zu jungen Erwachsenen von großer Bedeutung sind. Diese lassen sich wie folgt unterteilen:

- Neuere und reifere Beziehungen zu Altersgenossen beiderlei Geschlechts aufbauen,
- Übernahme der männlichen bzw. weiblichen Geschlechtsrolle,
- Akzeptieren der eigenen körperlichen Erscheinung und effektive Nutzung des Körpers,
- emotionale Unabhängigkeit von den Eltern und von anderen Erwachsenen erreichen,
- Vorbereitung auf Ehe und Familienleben,
- Vorbereitung auf eine berufliche Karriere,
- Werte und ein ethisches System erlangen, das als Leitfaden für das Verhalten dient – Entwicklung einer Ideologie,
- sozial verantwortliches Verhalten erstreben und erreichen (Oerter & Dreher, 1998, zitiert nach Ortland, 2008, S. 47).

Auch die Bewältigung der Sexualität wird zu einem zentralen Thema der sozialen Entwicklungsaufgaben in der Pubertät. Hierzu zählt, dass die Jugendlichen lernen mit ihrer Sexualität verantwortungsvoll umzugehen, sie in soziale Beziehungen einzubinden und sie im Selbstverständnis zu verankern (vgl. Fend, 2003, zitiert nach Ortland, 2008, S. 51). Das bedeutet, dass die Jugendlichen eine nun primär genitale Sexualität entwickeln und lernen, Liebesbeziehungen einzugehen und diese auch wieder zu lösen, dass sie eine sexuelle Authentizität entwickeln und dass eine Verknüpfung von Sexualität mit sozialen Bindungen und Verpflichtungen erfolgt (vgl. ebd.).

Als eine weitere wichtige Entwicklungsaufgabe auf dem Weg zum Erwachsensein wird die emotionale Ablösung und Unabhängigkeit von den Eltern und von anderen Erwachsenen genannt. Hiermit ist gemeint, dass die Heranwachsenden ihre kindlichen Beziehungen aufbrechen und dass die Bedeutung der Peergroups, die in der Latenzphase primär aus gleichgeschlechtlichen Gleichaltrigen bestanden und die sich nun zunehmend verschiedengeschlechtlich zusammensetzen, vor allem für die sexuelle Entwicklung im Jugendalter zunimmt. Die Peers stellen nicht nur wichtige Lerngruppen für den Weg aus der Familie dar, sondern bieten für die Jugendlichen darüber hinaus einen sozialen Freiraum zur Einübung verschiedener Möglichkeiten im Sozialverhalten sowie einen Schutzraum für bestimmte Verhaltensweisen, wie Flirten, sexuelles Gebaren oder erste sexuelle Beziehungen. Zugleich sind sie eine wichtige Hilfe bei der Identitätsfindung – auch bezogen auf die geschlechtliche Identität –, da sie Identifikationsmöglichkeiten, neue Lebensstile sowie die Erprobung von Selbstdarstellung ermöglichen und darüber hinaus vor allem emotionale Geborgenheit und Sicherheit bieten (vgl. Ortland, 2008, S. 56).

Die Pubertät stellt für Jugendliche also einen mitunter krisenhaften Prozess der sowohl psychischen als auch physischen Umstrukturierung dar, der mehr oder weniger leidvoll erlebt werden und »durch ein hohes Maß an Störbarkeit und Labilität« (Dönhoff, 1971, zitiert nach Walter, 2005, S. 162) gekennzeichnet sein kann.

3. Sexualisation und (psycho-)sexuelle Entwicklung

Sexualisation und sexuelle Entwicklung sind lebenslange Prozesse, die sowohl bereits vor als auch mit der Geburt eines Menschen beginnen und die – weit über die beschriebenen Entwicklungsphasen hinaus – das gesamte Leben beeinflussen können.

Sexualisationsprozesse sind als Bestandteile der jeweiligen (psycho-)sexuellen Entwicklungsphasen zu verstehen, die sowohl die sexuelle Entwicklung eines Menschen beeinflussen als auch durch diese bestimmt und notwendig gemacht werden.

Um die jeweiligen Entwicklungsaufgaben im Zuge sexueller Entwicklung erfolgreich bewältigen zu können, bedarf es des Austausches mit verschiedenen Menschen in den jeweils entwicklungstypischen Bezugs- und Sozialisationssystemen. In diesen Systemen vollzieht sich Sexualisation sowohl bewusst als auch unbewusst und wirkt auf jeden Menschen individuell, je nachdem in welchen sozialen oder kulturellen Kontext er eingebettet ist oder in welcher Lebenssituation er sich befindet.

Im Zuge von Sexualisationsprozessen erwirbt ein Mensch grundlegendes Sexualwissen, soziale und sexuelle Handlungskompetenzen und als *angemessen* geltende Verhaltens- und Kommunikationsregeln. Er sammelt sowohl unterschiedliche beziehungsbasierte als auch sexuelle Erfahrungen und erwirbt im Zuge dessen nicht nur einen Zugang zur eigenen Sexualität, sondern kann infolge dieser Lern- und Entwicklungsprozesse seine eigene persönliche und sexuelle Identität entwickeln.

Da Sexualisationsprozesse überwiegend in nicht-sexuellen Situationen stattfinden, beeinflussen sie nicht nur die (psycho-)sexuelle Entwicklung eines Menschen, sondern wirken sich auch auf sämtliche Bereiche der kognitiven und sozio-emotionalen Entwicklung sowie auf die Persönlichkeitsentwicklung aus.

4. Bezug zu Menschen aus dem Autismus-Spektrum

Als Abschluss dieses Kapitels soll versucht werden, die Auswirkungen der im Kapitel I.3 beschriebenen autismusspezifischen Besonderheiten auf die (psycho-)sexuelle Entwicklung von Menschen aus dem Autismus-Spektrum anzuwenden, wobei aufgrund mangelnder Studien und wissenschaftlicher Veröffentlichungen[12] nicht der Anspruch auf Vollständigkeit oder Validität erhoben werden kann.

Zunächst einmal muss davon ausgegangen werden, dass Autist_innen dieselben körperlichen Entwicklungs- und Reifeprozesse durchleben wie alle anderen Menschen auch. »There is little information available which would suggest that the manifestation of physical changes [...] differs from that typically found« (Adams & Sheslow, 1983, S. 18). Einzelne Studien weisen zwar darauf hin, dass das Körperwachstum, vor allem bezogen auf das Skelett- und Größenwachstum, bei autistischen Kindern verzögert sein kann, was auf einen verspäteten Beginn der Pubertät schließen lässt (vgl. ebd.), fundierte wissenschaftliche Aussagen zu veränderten physiologischen Reifeprozessen gibt es jedoch nicht.

Sowohl bei Autist_innen mit niedrigeren als auch mit normalen Intelligenzleistungen kann jedoch davon ausgegangen werden, dass physiologisches und sozio-emotionales Entwicklungsalter mitunter stark voneinander abweichen. Zudem ist anzunehmen, dass die im ersten Kapitel beschriebenen autismusspezifischen Veränderungen in den einzelnen Entwicklungs- und Wahrnehmungsbereichen dazu führen können, dass Entwicklungsprozesse anders erlebt und bewältigt werden.

---

12 Es gibt kaum Literatur zum Thema *Autismus und Sexualität* im Gegensatz zu *Sexualität bei geistiger Behinderung*, dort steht das Thema bereits seit über 30 Jahren im Fokus der Öffentlichkeit.

Da Autist_innen vor allem im Bereich der Wahrnehmung und der Wahrnehmungsverarbeitung Unterschiede zu nicht-autistischen Menschen zeigen, sollen diese als Erstes in den Fokus der Betrachtung möglicher Auswirkungen auf die (psycho-)sexuelle Entwicklung gestellt werden. Da sich diese Publikation im weiteren Verlauf ausführlich mit den Auswirkungen verbaler und nonverbaler autismusspezifischer Besonderheiten beschäftigt, werden sie an dieser Stelle nur angeschnitten.

»Schon autistische Säuglinge fallen oft durch Berührungsempfindlichkeiten auf. Berührungen, vor allem wenn sie ohne Vorwarnung kommen, werden als unangenehm empfunden« (Carstensen, 2009, S. 3). Hypersensibilitäten im taktilen Bereich können beispielsweise dazu führen, dass Berührungen der Haut – sei es durch Streicheln, Liebkosen oder Auf-den-Arm-genommen-Werden – nicht nur als unangenehm, sondern mitunter sogar als schmerzhaft empfunden werden können. Die Folge wäre, dass bereits Babys den Körperkontakt zur Mutter, der für die (psycho-)sexuelle Entwicklung in der oralen Phase bedeutend ist, ablehnen und diese Ablehnung durch Sichabwenden, Abwehren oder Schreien ausdrücken.

Auch Hyper- oder Hyposensibilitäten im Mundbereich können Einfluss auf diese Entwicklungsphase haben, indem beispielsweise Saug- und Schluckstörungen nicht nur zu Problemen bei der Nahrungsaufnahme, sondern auch zur Beeinträchtigung des lustvollen Erlebens des Saugens an der Mutterbrust und an der Milchflasche führen und somit die Mutter-Kind-Beziehung beeinträchtigen können. Veränderungen in der taktilen Wahrnehmung lassen sich demnach zum einen zur Erklärung des bei autistischen Kindern beobachtbaren Vermeidungsverhaltens bezogen auf Körperkontakt und Nähe heranziehen und zum anderen kann man daraus schließen, dass die für die orale Phase typischen entwicklungsfördernden körperlichen Erfahrungen, wie sie durch Nähe, Zärtlichkeiten und Zuneigung, durch Wiegen, aber auch durch das Saugen vermittelt werden, nicht gesammelt werden können.

Veränderungen in der Körperwahrnehmung können sich auch als sensorische Unterempfindlichkeiten im Anal- oder im Urogenitalbereich zeigen. Ist die Kontrolle des Schließmuskels erschwert, können das Festhalten und das Loslassen des Kots nicht bewusst gesteuert werden. Dies kann zur Folge haben, dass autistische Kinder ebendieses Festhalten und Loslassen nicht als lustvoll empfinden können und dem

Anus daher nicht, wie sonst in dieser Entwicklungsphase üblich, die Funktion der erogenen Zone zukommen kann. Ebenso können Wahrnehmungsprobleme verhindern, dass die Harnblase gespürt oder das Festhalten und Loslassen des Harns bewusst gesteuert werden können. Für autistische Kinder kann das bedeuten, »dass sie diesen Stolz, die Kontrollmöglichkeit und das spielerische Erleben von Festhalten und Loslassen nicht erfahren können« (Ortland, 2008, S. 40), wodurch sowohl die Entwicklung von der eigenen Selbstwirksamkeit als auch das Bewusstsein für die eigene Selbstwirksamkeit beeinträchtigt werden können.

Im Bereich der Genitalien können sich Sensibilitätsüber- und -unterempfindlichkeiten nicht nur auf die anale und die phallische Phase auswirken, in denen die Beschäftigung mit den Genitalien und deren Selbststimulation eine wichtige Rolle einnehmen, sondern können sich auch über diese Phasen hinaus als problematisch erweisen.

> »Bei einer Sensibilitätsstörung ergibt sich, gerade in Bezug auf die Masturbation, eine eventuelle Gefahr der ungewollten Selbstverletzung. Häufig ist ein gewisses Maß an dem, was (nicht-autistische) Menschen als schmerzhaft empfinden, notwendig um überhaupt sexuelle Erfüllung zu finden« (Carstensen, 2009, S. 12).

Letzteres kann für potentielle Partner_innen autistischer Menschen sicher befremdlich wirken und zu Unsicherheiten führen, wenn es zu sexuellen Handlungen kommt.

Neben Hyper- oder Hyposensibilitäten der Wahrnehmung im Genitalbereich können auch Probleme in der ganzheitlichen Wahrnehmung des Körpers auftreten. Manche Autist_innen können sich dann nur in Einzelteilen wahrnehmen – meist nur über die Teile des Körpers, mit denen sie sich gerade beschäftigen (vgl. ebd., S. 20) –, was darauf schließen lässt, dass die Entwicklung der Identität und die geschlechtliche Zuordnung beeinflusst werden können.

Zuletzt sei bezüglich der möglichen Einflüsse veränderter Wahrnehmung auf die psychosexuelle Entwicklung erwähnt, dass viele Autist_innen die Veränderungen ihres Körpers nicht nur als befremdlich, sondern mitunter auch als beängstigend erleben können. So beschreibt Temple Grandin, selbst Autistin: »Kurz nach Beginn meiner ersten

Menstruation fingen die Angstattacken an. Es war, als hätte ich permanent Lampenfieber« (Grandin, 1992, zitiert nach Sigman & Capps, 2000, S. 101). Dies liegt oft daran, dass Autist_innen nicht oder nur sehr begrenzt über die körperlichen Veränderungen, die mit der Pubertät einhergehen, aufgeklärt werden. So können das Brustwachstum, die einsetzende Scham- oder Gesichtsbehaarung sowie der veränderte Körpergeruch als verwirrend empfunden werden und die Wahrnehmung des eigenen Körpers zusätzlich beeinflussen. Hierdurch kommt es bei manchen Autist_innen zu einer geradezu zwanghaften Beschäftigung mit dem eigenen Körper – zum Beispiel Riechen an den Achseln oder Befühlen der Geschlechtsteile –, aber auch zu aggressiven Verhaltensweisen, was sowohl für sie selbst als auch für ihr Umfeld mit sehr viel Stress verbunden sein kann und oftmals entsprechend reglementiert wird. Dadurch haben sie kaum Gelegenheit, ihren sich im Veränderungsprozess befindlichen Körper entsprechend ihrer Möglichkeiten und Bedürfnisse wahrzunehmen und zu erfahren, was sicherlich Auswirkungen auf die Identifikation mit dem eigenen Körper und dem eigenen Körperbild hat.

Auch die autismusspezifische Art bezüglich sozialer Interaktionen kann sich auf die einzelnen psychosexuellen Entwicklungsphasen auswirken. Wie bereits beschrieben, suchen autistische Säuglinge und Kleinkinder oft nur sehr wenig Kontakt zu Bezugspersonen, denen sie zudem kaum Aufmerksamkeit entgegenbringen.

> »In ihnen fremden Situationen kommt es vor, dass diese Kinder einfach ›weglaufen‹, d. h., sie überprüfen nicht, ob die Eltern noch in Sichtweite sind, sie ›rückversichern‹ sich nicht, […] dass die neue Situation in Ordnung ist, keine Gefahr besteht« (Kamp-Becker & Bölte, 2011, S. 13f.).

Dieses Verhalten kann auf Veränderungen in der sozio-emotionalen Bindungsfähigkeit sowie auf Probleme in der Entwicklung des (Ur-)Vertrauens hindeuten.

Sowohl in der frühen bis mittleren Kindheit – wenn Kontakte zu Gleichaltrigen für die soziale Entwicklung an Bedeutung gewinnen – als auch im weiteren Entwicklungsverlauf – wenn in der Latenzzeit und der Pubertät die Peers vor allem für die außerfamiliären Sexualisierungsprozesse zunehmend bedeutend werden – fehlen Autist_innen aufgrund ihres Sozialverhaltens und ihrer Art der sozialen Kommunikation oft der Kontakt und der Austausch mit anderen Kindern und Jugendlichen, »sodass ihnen ein Großteil der für [...] Kinder in diesem Alter typischen kognitiven und sozialen Erfahrungen entgeht« (Sigman & Capps, 2000, S. 101). So können sie »die in der Gesellschaft herrschenden Konventionen für den Ausdruck von Gefühlen und das Eingehen intimer Beziehungen« (ebd.) nicht oder nur sehr schwer erlernen, was sich auf das Eingehen erster (Liebes-)Beziehungen sowie auf die Suche nach potentiellen Sexualpartner_innen im weiteren Entwicklungs- und Lebensverlauf auswirken kann.

Zuletzt soll die veränderte Theory of Mind für Erklärungsversuche möglicher Veränderungen der psychosexuellen Entwicklung herangezogen werden. »If we apply theory of mind to sexuality, we can see that autistic people have considerable challenges to developing as sexual beings« (Reynolds, 2014, S. 17). Dies kann einerseits darauf bezogen werden, dass Autist_innen Schwierigkeiten haben, im Miteinander mit anderen Menschen die über soziale Kontakte vermittelten sozialen Regeln zu verstehen, und andererseits darauf, dass es ihnen nur schwer möglich ist, diese Erfahrungen – in sozialer und auch in sexueller Hinsicht – in gemeinsamen Übungen und Experimenten anzuwenden, zu festigen oder zu generalisieren (vgl. ebd.).

»Die Theory of Mind wird als eine fundamentale menschliche Fähigkeit angesehen, die unsere Beziehungs- und Bindungsfähigkeit ausmacht« (Kamp-Becker & Bölte, 2011, S. 42). Somit können sich Veränderungen in der ToM auf den gesamten Entwicklungsverlauf sowie auf die gesamte Sexualisation autistischer Menschen auswirken, da der Kontakt zu anderen Menschen und speziell die Einbindung in Peers in sämtlichen Phasen (psycho-)sexueller Entwicklung von großer Bedeutung sind. Es ist daher anzunehmen, dass durch das Fehlen von Erfahrungen und Austausch mit Gleichaltrigen sowohl die Entwicklung der geschlechtlichen Identität als auch die der Persönlichkeit beeinträchtigt werden können.

Zudem kann davon ausgegangen werden, dass Autist_innen aufgrund der Schwierigkeit, sich in andere Menschen hineinzuversetzen, nur sehr schwer lernen können, wann sie in die Intimsphäre anderer eindringen oder körperliche Grenzen überschreiten. Im Zuge dessen sind sie auch kaum in der Lage, ein Verständnis für die eigene Intimität sowie für eigene intime Grenzen, den Schutz ihres Körpers und ihrer Person zu entwickeln. Die möglichen Folgen können ein distanzloses Verhalten bis ins Erwachsenenalter sowie eine erhöhte Vulnerabilität für sexuelle Übergriffe sein.

Ebenfalls auf eine veränderte Theory of Mind kann das Unverständnis für subtile soziale Vorgänge und Stimmungen oder für Metaphern, Sarkasmus und Ironie zurückgeführt werden, was nicht nur zu Problemen, sich in Gruppen zu orientieren, führen kann, sondern wodurch Autist_innen vor allem während der Schulzeit oft Opfer von Hänseleien und Mobbing werden. Somit erleben sie über verschiedene Entwicklungsphasen hinaus immer wieder Stress und Frustrationen, was sicher nicht ohne Einfluss auf die Persönlichkeitsentwicklung bleibt.

In der Pubertät können diese Stress- und Frustrationserlebnisse noch dadurch verstärkt werden, dass sie zunehmend höheren Anforderungen seitens der Umwelt ausgesetzt sind. »As a child begins to look more and more like an adult his culture begins to give him more responsibility and have higher expectations from him – all without former announcement« (Adams & Sheslow, 1983, S. 15). Aufgrund der sichtbaren körperlichen Reifungsprozesse fordert das soziale Umfeld nicht nur dem Entwicklungsalter angemessene Verhaltensweisen, sondern setzt auch reifere kognitive Leistungen voraus, selbst wenn die Jugendlichen kognitiv oder sozio-emotional noch gar nicht für die Erfüllung dieser Anforderungen bereit sind. Diese schier unerfüllbaren Forderungen können nicht nur Rückzug, depressive Verstimmungen oder aggressive Verhaltensweisen zur Folge haben, sondern auch dazu führen, dass sich bereits bestehende Unsicherheiten im Sozialverhalten manifestieren und die Frustrationstoleranz deutlich gesenkt wird.

Autist_innen durchlaufen demnach die gleichen körperlichen und auch (psycho-)sexuellen Entwicklungsphasen wie nicht-autistische Menschen und entwickeln sicher auch die gleichen sexuellen Bedürfnisse. Dennoch haben viele von ihnen Probleme im Umgang mit ihrer Sexualität, die sowohl durch autismusspezifische Besonderheiten und Veränderungen in den verschiedenen Wahrnehmungs- und Entwicklungsbereichen als auch durch unzureichende Kontakte zu Peers und rudimentäre sozio-sexuelle Kenntnisse entstehen können (vgl. Theunissen & Paetz, 2011, S. 70). Zudem sind Menschen aus dem Autismus-Spektrum – unabhängig von Intelligenz- oder Funktionsniveau – oft weitaus länger von Eltern oder Bezugspersonen abhängig als nicht-autistische. Darüber hinaus leben viele Autist_innen oft unter restriktiven Bedingungen, sodass sie nur sehr wenig Gelegenheiten erhalten, um für die (psycho-)sexuelle Entwicklung wichtige soziale und sexuelle Erfahrungen zu sammeln oder um im späteren Entwicklungsverlauf Beziehungen oder Partnerschaften einzugehen (vgl. ebd.).

IV. Zusammenhang zwischen Kommunikation, (psycho-)sexueller Entwicklung und Sexualisation

In diesem Kapitel wird auf Grundlage der vorangegangenen theoretischen Darstellungen versucht, den Zusammenhang zwischen (psycho-)sexueller Entwicklung, Sexualisation und Kommunikation aufzuzeigen. Dabei soll zunächst die Bedeutung von Kommunikation für die (psycho-)sexuelle Entwicklung und die damit einhergehenden Sexualisationsprozesse erarbeitet werden, bevor ein Bezug zu Menschen aus dem Autismus-Spektrum und zu den vorgestellten Methoden der Unterstützten Kommunikation hergestellt wird.

1. Die Bedeutung von Kommunikation und Sprache für die (psycho-)sexuelle Entwicklung und die Sexualisation

Wie aus den vorangegangenen Abschnitten ersichtlich wird, können die (psycho-)sexuelle Entwicklung eines Menschen sowie die damit einhergehenden Sexualisationsprozesse kaum losgelöst von Kommunikation verstanden werden. Betrachtet man die Aspekte von Sexualität wie sie von Uwe Sielert (1992) definiert wurden, so findet man neben dem Identitäts-, dem Lust- und dem Fruchtbarkeitsaspekt auch den Beziehungsaspekt, der sich auf die wechselseitige Kommunikation und den Kontakt mit anderen Menschen in den jeweiligen Lebens- und Entwicklungsphasen bezieht. Demnach kommen der Kommunikation, der Beziehung zu und dem Austausch mit anderen im Kontext von Sexualität – und damit auch im Rahmen sexueller Entwicklungs- und Sozialisationsprozesse – eine besondere Bedeutung zu (vgl. BzgA, 2010, S. 8f.).

In Bezug auf die (psycho-)sexuelle Entwicklung eines Menschen wurde bereits deutlich, dass der Mensch nicht nur von Geburt an in soziale Gefüge eingebunden ist und es ihm daher fast unmöglich ist, nicht mit anderen Menschen in Beziehung zu treten oder zu kommunizieren, sondern dass diese Kontakte auch wichtig für die jeweiligen (psycho-)sexuellen Entwicklungsphasen sind.

Kommunikation und auch Interaktion im Kontext von Eltern-Kind-Beziehungen beginnen bereits weit vor der Geburt. Erwachsene sprechen mit dem Ungeborenen oder versuchen, es durch Berührungen am Bauch der Mutter zu ersten Reaktionen zu animieren, um so einen Kontakt zu ihm aufzubauen. Für das Ungeborene stellen diese Stimmen und vor allem die Stimme der Mutter bereits im Mutterleib eine wichtige Quelle der Aufmerksamkeit und der Orientierung dar.

Mit der Geburt des Kindes realisiert und intensiviert sich nicht nur die Eltern-Kind-Beziehung, sondern die wechselseitigen, bewussten oder unbewussten Kommunikations- und Interaktionsprozesse beginnen auf diese Beziehung zu wirken. So erfolgt die Kommunikation zwischen dem Säugling und den Bezugspersonen im ersten Lebensjahr und im Zuge der oralen Phase zunächst vor allem auf nonverbaler Ebene – über Berührungen, Nähe und Liebkosungen werden dem Kind beispielsweise Geborgenheit und Zuwendung vermittelt. Diese erwidert das Kind, indem es sich intensiv anschmiegt, sich den Zärtlichkeiten sowie der körperlichen Nähe hingibt und somit vermittelt, dass es die Gefühle und die Aufmerksamkeit seiner Bezugspersonen wahrnimmt und bei ihnen Schutz und Geborgenheit sucht.

Die körperliche Nähe zwischen dem Kind und den Eltern oder den Bezugspersonen ist nicht nur wichtig für deren zwischenmenschliche Beziehung, sondern bildet im Kontext (psycho-)sexueller Entwicklung auch eine wichtige Grundlage für die ersten frühkindlichen Körpererfahrungen, den Aufbau eines positiven Körperbildes (vgl. Ortland, 2008, S. 36) sowie für den Aufbau von (Ur-)Vertrauen.

Aus dem angeborenen Grundbedürfnis zur Kommunikation heraus lernen Kinder in diesem Entwicklungsalter sehr bald, die kommunikativen Zeichen ihres Umfeldes zu beantworten. So entwickelt sich beim Säugling bereits ab dem dritten bis fünften Lebensmonat das sogenannte *soziale Lächeln*, mit dem auf Bezugspersonen reagiert und Wohlbefinden, Freude und Zuneigung ausgedrückt wird. Zudem versucht das Kind hierüber, die Aufmerksamkeit seiner Bezugspersonen zu lenken und länger bei sich zu behalten.

Aber nicht nur das soziale Lächeln, sondern alle »verbalen und nonverbalen kindlichen Signale, wie z. B. die Mimik und der Muskeltonus, geben den Eltern Hinweise über die aktuelle Befindlichkeit und die daraus resultierenden Bedürfnisse des Kindes« (Bieber, 2014, S. 6) und stellen darüber hinaus eine immer bewusstere und aktivere Form der Kontaktaufnahme dar.

Das Initiieren und Beenden von Kontakten erfolgt mit zunehmenden motorischen Fähigkeiten des Kindes auch durch Bewegungen auf die Kommunikationspartner_innen zu oder von ihnen weg. So drückt das Kind sowohl sein Bedürfnis nach Nähe und Schutz als auch den Wunsch nach Eigenständigkeit und Abgrenzung sowie seinen beginnenden Eigensinn aus.

Neben diesen Formen nonverbaler Kommunikation entwickeln sich im Laufe des ersten Lebensjahres auch erste vorsprachliche Versuche der Kommunikationsaufnahme und -steuerung seitens des Kindes, indem es durch Brabbeln oder Lautieren die Sprache der Erwachsenen im Umfeld nachahmt und so deren Aufmerksamkeit zu lenken und auf seine Bedürfnisse aufmerksam zu machen lernt. Die Bezugspersonen reagieren auf diese Kommunikationsversuche im Idealfall damit, dass sie diese Laute aufnehmen und versuchen deren Bedeutung zu erschließen, um entsprechend auf das Kind reagieren zu können. Die verbale Ansprache des Kindes durch die Bezugspersonen ist wichtig, um den sogenannten *Sprachinstinkt* des Kindes zu stimulieren und so die Produktion von Lautsprache und (vor-)verbaler Kommunikation zu fördern, damit es seine stimmlichen Fähigkeiten durch das bewusste Nachahmen von Lauten erproben und zudem den Wechsel zwischen Zuhören und Vokalisieren lernen kann (vgl. ebd., S. 4).

Nonverbale und verbale Kommunikation sind somit bereits im ersten Lebensjahr wichtige Instrumente für die Beziehungsaufnahme und -gestaltung zwischen dem Kind, den Bezugspersonen und dem sozialen Umfeld. Durch die Beantwortung der kindlichen Kommunikationsversuche lernt das Kind, dass sein Verhalten nicht nur wahrgenommen wird, sondern dass es »eine Reaktion bei seiner Bezugsperson hervorruft und [...] somit Kontrolle und Einfluss auf seine Umwelt hat. Diese Erkenntnis der Selbstwirksamkeit ist wichtig für die Entwicklung seines Selbst und seines Selbstvertrauens« (ebd., S. 15).

Im Zuge der intrafamiliären Sexualisation und der fortschreitenden Sprachentwicklung im weiteren Entwicklungsverlauf lernt das Kind in der analen Phase, seine Körper- und Geschlechtsteile zu bezeichnen. Während Arme, Beine, Bauch und Kopf meist mit ebendiesen Begriffen benannt werden, ist in Bezug auf die Genitalien entscheidend, welche Worte die Eltern und Bezugspersonen im nahen Umfeld verwenden. Hier kann die Nutzung von Sprache dazu führen, dass dem Kind durch eine positive Bezeichnung der Geschlechtsteile – wie Scheide, Penis oder auch Verniedlichungen wie *Mumu* oder *Schniepie* – ein positives Verständnis seines Körpers und seiner Genitalien vermittelt wird, wodurch »schon frühzeitig die Grundlage für die Entwicklung eines ganzheitlichen Körperschemas sowie einer individuellen Geschlechtsidentität« gelegt werden kann (Ortland, 2008, S. 39). Negative Bezeichnungen oder ein vermeidender Umgang – wie *da unten*, *das da*, *dein Ding* oder *zwischen den Beinen* – können dagegen zu einer negativen Beziehung zum eigenen Körper führen. Hierbei spielen auch das elterliche Verhalten und das der Bezugspersonen – und somit deren Kommunikation – in Bezug auf die eigene Geschlechtlichkeit eine große Rolle, da Kinder von ihnen beispielsweise die Einstellung zu Nacktheit oder zum Umgang mit dieser übernehmen. Die Selbstverständlichkeit, die Eltern oder die sorgenden Erwachsenen nackt zu sehen, deren Geschlechtsteile zu betrachten und Fragen über den erwachsenen Körper stellen zu können, stellt eine bedeutende Grundlage für die Entwicklung einer geschlechtlichen Identität dar. Zudem ist ein positiver Zugang zum menschlichen Körper wichtig, um im weiteren Entwicklungsverlauf eine aufgeschlossene und bejahende Einstellung zu zwischenmenschlicher Körperlichkeit und zu Sexualität entwickeln zu können.

Im Zuge der Sexualisationsprozesse im familiären Kontext sollten den kindlichen Explorationsbestrebungen und der Beschäftigung mit den Genitalien ein entsprechender Raum gegeben und darüber hinaus sollte eine positive Kommunikation bezüglich Möglichkeiten und Grenzen ebendieser Handlungen angestrebt werden. Ein negativer, vermeidender oder restriktiver Umgang mit der kindlichen Neugier sowie mit sexuellen Themen kann nicht nur dazu führen, dass das Kind lernt, Sexualität und sexuelle Handlungen seien etwas *Schlechtes* oder *Verbotenes*, sondern dass es im weiteren Entwicklungsverlauf den kommunikativen Austausch sowohl mit den Bezugspersonen als auch mit Gleichaltrigen scheut, wodurch ihm wichtige Entwicklungs- und Sexualisationserfahrungen vorenthalten bleiben könnten.

Während der Trotzphase im Übergang vom zweiten zum dritten Lebensjahr lernen Kinder, sich sowohl durch Verbalsprache als auch durch ihr Verhalten von den Erwachsenen abzugrenzen und ihre eigenen Wünsche durchzusetzen. Neben einem vehementen Verneinen jeglicher elterlichen Anforderungen lassen sich Wegrennen oder Wut- und Schreianfälle zu den mitunter in diesem Alter gängigen Formen nonverbaler Kommunikation zählen. Wichtig ist, dass die Bezugspersonen dieses oft nicht immer nachvollziehbare Verhalten als unabdingbar für die Entwicklung von Autonomie und Selbstständigkeit verstehen und die kindlichen Bestrebungen nach Selbstwirksamkeit positiv lenken und unterstützen.

Die Nutzung von Sprache und nonverbalen Kommunikationsformen ist demnach nicht nur wichtig, um die Umwelt begreifen, sich verständlich machen, selbstwirksam werden oder sich abgrenzen zu können, sondern auch um Beziehungen und Kontakte zum Umfeld sowie zu den Bezugspersonen aktiv mitgestalten zu können.

Im Laufe der phallischen Phase nimmt die Bedeutung verbaler und nonverbaler Fähigkeiten für die Entwicklung des Kindes weiterhin zu, da in diesem Alter zum einen die Umwelt mehr und mehr durch Sprache verständlich wird und Inhalte und Zusammenhänge durch sie vermittelt werden; zum anderen werden die Kontakte zu Gleichaltrigen, welche vorwiegend über Sprache aufgenommen und aufrechterhalten werden, für die Sexualisation außerhalb der Familie bedeutsam. Die Nähe zu anderen Kindern ist nicht nur wichtig, um Zuneigung erfahren oder erste tiefe Freundschaften eingehen zu können, sondern auch, um sich im Zuge der Persönlichkeitsentwicklung miteinander zu messen, voneinander zu lernen und aneinander zu wachsen.

Um sich in der Gruppe mit Gleichaltrigen orientieren, verständlich machen und behaupten zu können, sind verbale wie nonverbale kommunikative Fähigkeiten notwendig. Hierzu zählt neben dem Verständnis von verbalen Codes auch die Fähigkeit, Verhaltensweisen anderer Menschen zu erkennen und zu bewerten, um das eigene Verhalten danach ausrichten zu können. Sowohl über Körpersprache als auch über Verbalsprache erfolgt durch den Austausch in den Peers neben dem Erwerb sozialer Regeln und Umgangsformen auch eine Erweiterung des Repertoires an Verhaltensweisen, des Wortschatzes und des Wortverständnisses.

Dies führt dazu, dass Kinder ihre Umwelt zunehmend besser begreifen und nun auch sexualitätsbezogene Themen besser verstehen und hinterfragen können.

In den Peers können sie sich jedoch nicht nur aufgrund ihres bereits in Ansätzen vorhandenen Wissens zu körperlichen oder sexuellen Vorgängen untereinander austauschen, sondern in Rollenspielen aufkommende Fragen oder beobachtetes Verhalten von Erwachsenen nachahmen und erproben (vgl. ebd., S. 41). Vor allem für Letzteres ist die Fähigkeit, Verhalten zu beobachten und zu verstehen, also nonverbale Kommunikation einzusetzen, von Bedeutung.

Zu den nonverbalen kindlichen Kommunikationsformen kann auch die in diesem Entwicklungsalter typische Schau- und Zeigelust gezählt werden, der nicht nur kindliches sexuelles Begehren und sexuelle Neugier zugrunde liegen, sondern die auch als Selbstinszenierung (vgl. ebd., S. 38) oder als Ausdrucksmittel für gewünschte Aufmerksamkeit – sowohl von den Erwachsenen als auch von den Gleichaltrigen – verstanden werden kann. Im Zuge der Schau- und Zeigelust und der damit einhergehenden Reaktionen des Umfeldes können Kinder verschiedenste Erfahrungen bezüglich gewünschten oder unerwünschten sozialen und sexuellen Verhaltens, der Einstellung des Umfeldes zur kindlichen Sexualität sowie der Wahrnehmung der eigenen Person durch andere Menschen sammeln.

Im familiären Kontext und im Rahmen intrafamiliärer Sexualisationsprozesse ist die Nutzung von Verbalsprache ebenfalls von großer Bedeutung. So lernen Kinder von den erwachsenen Bezugspersonen nicht nur, ob und wie Sexualität thematisiert wird, sondern auch welche Worte hinsichtlich sexueller Themen akzeptabel sind beziehungsweise welcher sprachliche Rahmen innerhalb der Familie vorgegeben wird. Die Sprache, die von den Bezugspersonen genutzt oder eben nicht genutzt wird, ist bedingt durch soziale und kulturelle Hintergründe und hat einen großen Einfluss darauf, ob und wie das Kind im weiteren Entwicklungsverlauf über sexuelle Themen kommunizieren kann.

Soziale Herkunft und kultureller Hintergrund beeinflussen jedoch nicht nur die Kommunikation bezüglich sexueller Themen, sondern auch die bewusste oder unbewusste Vermittlung geschlechtsrollentypischen Verhaltens, sei es über Sprache oder über vorgelebte elterliche Verhaltensweisen. Diese werden zunächst ganz selbstverständlich von den Kindern übernommen und sowohl mit den Bezugspersonen als auch im Austausch mit Gleichaltrigen spielerisch erprobt.

Um die kindliche Sexualisation in der Familie förderlich zu gestalten, ist es wichtig, dass Bezugspersonen wie Eltern, nahe Verwandte und auch Geschwister die kindliche Neugier und das kindliche Interesse an sexuellen Themen nicht ausbremsen, sondern aufkommende Fragen altersgemäß und positiv beantworten und eine angemessene, sexualitätsfreundliche Sprache benutzen, um beispielsweise Körperteile und sexuelle Vorgänge zu bezeichnen oder um Möglichkeiten und Grenzen sexuellen Verhaltens aufzuzeigen.

Nicht weniger bedeutend für die Sexualisation eines Kindes in diesem Entwicklungsalter sind neben den familiären auch die institutionell bedingten Sexualisationsprozesse, wie sie beispielsweise im Rahmen von Kindertageseinrichtungen stattfinden. Auch hier erfolgt sowohl die Vermittlung basalen sexualitätsbezogenen Wissens als auch angemessener sozialer Verhaltens- und Umgangsregeln überwiegend über die Nutzung von Sprache. Die in Kindertagesstätten und Spielgruppen »erworbenen sozialen Verhaltensweisen sind [...] die Grundlage für [...] [den] Umgang in gleich- und gegengeschlechtlichen Beziehungen« (ebd., S. 41) und zugleich eine wichtige Basis zum Aufbau von Freundschaften oder Liebesbeziehungen. Kommunikative Fähigkeiten – vor allem im rezeptiven Bereich – und ein altersangemessenes Sprachverständnis sind hierfür unabdingbar.

Die institutionelle Sexualisation kann zudem dazu beitragen, dass das von der Familie oder von Bezugspersonen (noch) nicht vermittelte Sexualwissen ergänzt wird, dass die familiär vermittelten vielfältigen Rollen- und Geschlechtsbilder durch andere erweitert und dem Kind neben den Eltern und Erwachsenen im nahen Umfeld auch andere erwachsene (Rollen-)Vorbilder zur Seite gestellt werden.

Sprache und kommunikative Fähigkeiten sind im Zuge der Latenzzeit vor allem deshalb von großer Bedeutung, da der Eintritt in die Schule eine Veränderung des Bezugsfeldes mit sich bringt und das neue soziale Umfeld zunächst erschlossen, gängige Regeln und Verhaltensweisen wahrgenommen und umgesetzt werden müssen und das Kind sich in dieser neuen Umgebung sowohl anzupassen als auch zu behaupten lernen muss. In den neuen Peers spielen sexuelle Themen weiterhin eine wichtige Rolle, was nicht nur ein altersangemessenes und grundlegendes Wissen bezüglich sexueller und körperlicher Vorgänge, sondern vor allem einen alters- und themenspezifischen Wortschatz voraussetzt. So werden in den Peers nicht mehr nur Schwangerschaft und Geburt thematisiert, sondern es wird sich auch explizit über sexuelle Vorgänge und Körperfunktionen, sexuelle Handlungen sowie Geschlechtsrollen und geschlechtsrollentypisches Verhalten ausgetauscht.

Im Zuge der Sexualisation in den Peers können Kinder ihr vorhandenes Wissen und ihre gesammelten Erfahrungen durch den Austausch mit anderen erweitern und so bereits erworbene Einstellungen und Annahmen reflektieren und gegebenenfalls anpassen. Dies geschieht in diesem Alter meist in den gleichgeschlechtlichen Peers, wobei nicht nur eine klare, verbale, sondern auch eine deutliche nonverbale, auf ausgrenzendem oder sogar abweisendem Verhalten beruhende Abgrenzung untereinander stattfindet.

Das Zusammensein unter Gleichgeschlechtlichen wird nicht nur rege dazu genutzt, um über die Andersgeschlechtlichen zu lästern, Vorurteile zu entwickeln oder abzubauen oder um sogenannte *typische Verhaltensweisen* der anderen zu hinterfragen und auszuwerten, sondern auch um im Zuge peerbezogener Sexualisationsprozesse intime Themen im geschützten Rahmen zu besprechen oder – je nach sozialem oder kulturellem Hintergrund – geschlechtsrollentypisches Verhalten im Umgang miteinander zu erproben (vgl. Wanzeck-Sielert, 2008, S. 369).

Für die Sexualisation in den Peers sind demnach nicht nur verbale kommunikative Kompetenzen notwendig, sondern vor allem auch nonverbale, da das Erproben geschlechtlichen Verhaltens sowie erste geschlechtliche Inszenierungen nur durch die Fähigkeit, Verhaltensweisen anderer Menschen wahrzunehmen, nachzuahmen und selbst umzusetzen, möglich werden.

Im Kontext institutioneller Bildung findet Sexualisation sowohl durch die lehrplanbedingte Vermittlung altersspezifischen Sexualwissens statt als auch im Kontakt und im kommunikativen Austausch mit den neuen, älteren oder erwachsenen Rollenvorbildern – mit Mitschüler_innen, älteren Schüler_innen, Lehrer_innen, Sozialpädagog_innen oder Hortner_innen –, denen die Kinder tagtäglich begegnen. Zudem greifen einzelne Unterrichtsfächer explizit ethische Themen oder soziale Rollenmuster und angemessene soziale Verhaltensweisen auf, mit denen sich die Kinder im Unterricht auseinandersetzen müssen und die die kindliche Persönlichkeitsentwicklung mitunter nachhaltig beeinflussen können.

Das im Unterricht erworbene Sozial- und Sexualwissen, das mit der Erweiterung des Sachwissens sowie mit dem Ausbau des Wortschatzes und Sprachverständnisses einhergeht, sowie die bei den Erwachsenen und älteren Mitschüler_innen beobachteten Verhaltensweisen, Redensarten, Kleidungsstile oder auch sexuelles Gebaren werden wiederum im geschützten Rahmen der Peers aufgegriffen, diskutiert sowie in bestehende Vorerfahrungen und Wissensstände integriert. Für diese Prozesse ist die Nutzung verbaler Fähigkeiten sowohl auf expressiver als auch auf rezeptiver Ebene eine wichtige Basis.

Grundlegende verbale und nonverbale kommunikative Kompetenzen sind ebenfalls wichtige Voraussetzungen, um die mit der Pubertät einhergehenden psychischen und physischen Veränderungen sowie die in dieser Phase anstehenden Entwicklungsaufgaben bewältigen zu können (vgl. Walter, 2005, S. 160f.).

Bezüglich der physischen Veränderungs- und Entwicklungsprozesse erfolgt vor allem im schulischen Kontext eine mehr oder weniger umfangreiche Aufklärungsarbeit, um den Jugendlichen sowohl Wissen über die biologischen Grundlagen der körperlichen Entwicklung als auch über sexuelle Themen und Vorgänge zu vermitteln. Dieses baut meist auf bereits erworbene Kenntnisse auf und kann das im Zuge häuslicher Sexualisation vermittelte Sexualwissen erheblich erweitern. Zudem dient der schulische Rahmen als wichtiger Lern-, Sozialisations- und Sexualisationsort den Jugendlichen auch dazu, sich sowohl mit Gleichaltrigen als auch mit Erwachsenen, wie den jeweiligen pädagogischen Fachkräften, zu Fragen rund um die Themen Pubertät, sexuelle Entwicklung, Sexualität oder Erwachsenwerden auszutauschen.

Um sexuelle und entwicklungsspezifische Themen angemessen hinterfragen oder reflektieren zu können, sind vor allem verbalsprachliche Fähigkeiten relevant, da Organe, Körperfunktionen oder sexuelle Vorgänge mit bestimmten Bezeichnungen und Bedeutungen belegt werden und ebendiese auch im jeweiligen Kontext verstanden werden müssen. Ein gewisses Grundvokabular und -verständnis an sexueller (Fach-)Sprache sind demnach zwingend notwendig.

Während in der vorangegangenen (psycho-)sexuellen Entwicklungsphase die Peers überwiegend gleichgeschlechtlicher Art waren, bilden sie in der Pubertät wieder zunehmend gemischtgeschlechtliche Gruppen. Diese gewinnen für die Sexualisation während der Pubertät vor allem dahin gehend an Bedeutung, dass Sexualisationsprozesse aufgrund der entwicklungstypischen Abgrenzungsbestrebungen der Jugendlichen vom häuslichen Umfeld und von den Bezugspersonen nun fast ausschließlich in den Peers stattfinden.

Die Jugendlichen klären sich im geschützten Rahmen der Peers untereinander auf, indem sie ihre eigenen Erkenntnisse weitergegeben und von dem Wissen und den Erfahrungen anderer Gleichaltriger lernen. Um an der peerbezogenen Aufklärung teilhaben zu können, bedarf es umfangreicher verbalsprachlicher und nonverbaler kommunikativer Fähigkeiten, da es für ein Mitglied einer Peergroup auch wichtig ist, sich in der Gruppe zu orientieren, sich anzupassen und seine Position zu vertreten. »Wer die Signale seiner Umwelt nicht wahrnimmt, beachten oder interpretieren kann, wird nicht angemessen auf sie reagieren und kann sie in der weiteren Entwicklung auch nicht als Hinweis nutzen, um Erwartungen aufzubauen« (Wilken, 2010, S. 146). Dies geschieht sowohl über Verhaltensbeobachtung als auch über die Anpassung eigenen Verhaltens.

Im Rahmen der Peers sammeln Jugendliche meist auch ihre ersten sexuellen Erfahrungen. Das Knüpfen von sexuellen Kontakten oder das Eingehen von sexuellen Beziehungen basiert stets auf Kommunikation und Interaktion. Nonverbale Kommunikation meint im Kontext der Suche nach Sexualpartner_innen beispielsweise das Flirten und die damit einhergehende subtile oder auch offensichtliche Verwendung von Körpersprache wie das Austauschen von Blicken, ein Lächeln oder die Aufnahme von Körperkontakt. Auch die Art sich zu kleiden und sich zu bewegen, um damit zu reizen oder zu provozieren, kann hierbei als nonverbale Kommunikation verstanden werden.

Flirten geschieht aber auch über Sprache, indem beispielsweise anzügliche SMS' und Liebesbriefe geschrieben werden oder indem in Gesprächen durch die Nutzung eines bestimmten subtilen oder offensiven Sprachstils Gefallen und Interesse am Gegenüber ausgedrückt wird. Hierbei kommt der Körpersprache ebenfalls eine große Bedeutung zu, da durch sie Gesagtes unterstrichen und Zuneigung oder Ablehnung vermittelt werden können.

Im sexuellen Kontakt mit anderen spielen sowohl die Art als auch das Verständnis kommunikativer Vorgänge eine Rolle. In Bezug auf verbale Kommunikation bedeutet das beispielsweise, dass sich die Interaktionspartner_innen nicht scheuen, eigene Bedürfnisse klar zu benennen oder die des anderen zu erfragen. Hierfür ist es nicht nur wichtig, dass man sich nicht schämt, sexuelle Sprache zu verwenden oder sexuelle Vorgänge und Handlungen zu bezeichnen, sondern dass man auch auf einen dem Alter, der Situation und der Beziehung zum Gegenüber angemessenen Wortschatz zurückgreifen kann.

Im sexuellen Miteinander sollten sich die Sexualpartner_innen ohne viele Worte verstehen können, wenn es darum geht, »sich möglichst tief und genau ineinander hinein[zu]versetzen und dabei vor allem Gemeinsamkeiten [festzustellen]; man möchte sich zunehmend ›immer besser verstehen‹ im Sinne von Gleichklang und Harmonie und ebenso für die eigenen Vorstellungen und Wünsche Bestätigung finden« (Osthoff, 2008, S. 100). Um dies realisieren zu können, müssen nicht nur die Bedürfnisse und Wünsche des Gegenübers anhand seines Verhaltens erkannt werden, auch eigene Bedürfnisse müssen über Körpersprache kommuniziert werden können , um so die gemeinsamen sexuellen Handlungen aktiv mitzugestalten.

Der Austausch in den Peers dient jedoch nicht nur der Vermittlung von Sexualwissen oder der Realisierung erster sexueller Erfahrungen, sondern auch dazu, die bereits genannten Abgrenzungsbestrebungen der Jugendlichen zu unterstützen. Dies kann geschehen, indem sie sich beispielsweise Ratschläge von anderen Jugendlichen einholen, ihre häuslichen Probleme mit anderen diskutieren oder sich einfach nur emotionalen Rückhalt bei den Gleichgesinnten holen.

Darüber hinaus erfüllt die Kommunikation innerhalb der Peers auch den Zweck, die sowohl im häuslichen als auch im schulischen Kontext gelehrten Normen und Werte, ethischen und moralischen

Vorstellungen, sozial anerkannten und geforderten Verhaltensweisen oder Umgangsformen sowie vermittelten Rollenbilder und das geschlechtsrollentypische Verhalten zu reflektieren, zu diskutieren und zu verwerfen, um eigene Vorstellungen entwickeln und in die individuelle Persönlichkeit integrieren zu können. Im Zuge dieser Prozesse und Diskurse vollzieht sich ein wichtiger Schritt in der Persönlichkeitsentwicklung und der Identitätsbildung der Jugendlichen, für den kommunikative Fähigkeiten und die Nutzung einer gemeinsamen Sprache von besonderer Bedeutung sind.

Kommunikationsstörungen sowohl auf verbaler als auch nonverbaler Ebene bestimmen dagegen die Abgrenzungsprozesse Jugendlicher in deren häuslichem Kontext. So werden Werte und Normen der erwachsenen Bezugspersonen nicht nur konsequent und lautstark hinterfragt, sondern der gezielte Einsatz von sexualisierter Sprache, Fäkalsprache und auch Körpersprache wird mitunter zu einem beliebten Mittel, um zu provozieren und sich selbst in seiner Persönlichkeit und in seinen Anschauungen Ausdruck zu verleihen. Eine gemeinsame kommunikative Ebene scheint es mitunter kaum zu geben, was zum einen dazu führen kann, dass die erwachsenen Bezugspersonen jeglichen Diskussionen aus dem Weg gehen, und zum anderen dazu, dass auch die Jugendlichen das Aufeinandertreffen mit anderen Familienmitgliedern bewusst vermeiden und sich zunehmend aus dem familiären Alltag zurückziehen.

Diese Rückzugstendenzen – als nonverbale kommunikative Mittel – lassen sich dabei sowohl als Protest gegen die Eltern und das familiäre System als auch als ein Zeichen von Macht- oder Hilflosigkeit verstehen, wenn sie beispielsweise emotionalen Ursprungs sind und auf Überforderungen mit den körperlichen Reifeprozessen, innerpsychischen Vorgängen oder Anforderungen seitens der Umwelt zurückgeführt werden können.

Betrachtet man die einzelnen Entwicklungsaufgaben der Pubertät, wie sie im dritten Kapitel beschrieben wurden, wird unschwer erkennbar, dass jede einzelne der aktiven Auseinandersetzung und der Kommunikation mit der Umwelt bedarf und dass, um diese Aufgaben erfolgreich bewältigen zu können, vielschichtige kommunikative Fähigkeiten im Austausch mit anderen Menschen unabdingbare Voraussetzungen sind.

Während die sexuelle Entwicklung eines Menschen zum Teil als ein rein körperlich-biologischer Prozess angesehen werden kann, der von verschiedenen physischen und hormonellen Bedingungen beeinflusst wird und – wenngleich verzögert – auch dann vonstatten gehen würde, wenn ein Mensch nicht in soziale Gefüge eingebunden wäre, sind für die (psycho-)sexuelle Entwicklung die Kommunikation und die Beziehungen zu anderen Menschen von großer Bedeutung, um die jeweiligen Entwicklungsaufgaben absolvieren zu können.

Als wichtiger Teil der (psycho-)sexuellen Entwicklungsphasen sind die entwicklungsspezifischen Sexualisationsprozesse in den jeweiligen alterstypischen Bezugssystemen zu verstehen, welche nicht nur lebenslange Lernprozesse darstellen, sondern die zudem aus der aktiven Auseinandersetzung mit der Umwelt resultieren und daher vielfältiger kommunikativer Fähigkeiten bedürfen. Ebenso wie die (psycho-)sexuellen Entwicklungsphasen die spezifischen Sexualisationsprozesse bestimmen und diese wiederum wichtig für die jeweiligen Entwicklungsphasen sind, bestimmen auch die kommunikativen Kompetenzen – und hierbei vor allem das Verständnis und die Nutzung von Sprache –, ob und wie Sexualisation stattfinden kann.

In einer Gesellschaft, in der die Kommunikation mittels Verbalsprache von großer Bedeutung ist, erfolgen auch Sexualisationsprozesse zu einem großen Teil über Sprache und sind somit von einem Grundrepertoire und -verständnis spezifischer Codes, Symbole oder körpersprachlicher Signale abhängig. Codes als »sozial festgelegte Sprechweisen […] mit einem angesteckten Geltungsbereich […] ermöglichen [es,] Gedanken, Absichten und Gefühle in einer für andere verständlichen Form nach gesellschaftlich akzeptierten Regeln mitzuteilen« (ebd., S. 108).

Für die Kommunikation innerhalb von Sexualisations- und (psycho-)sexuellen Entwicklungsprozessen ist es demnach unabdingbar, dass ein Mensch über grundlegende kommunikative Fähigkeiten verfügt. Diese werden nicht nur aufgrund des den Menschen inhärenten Kommunikationsbedürfnisses oder Sprachinstinktes entsprechend der Entwicklung kognitiver Kompetenzen erlernt, vielmehr wird dieses Grundrepertoire an sprachlichen oder nonverbalen Kommunikationsmitteln sowohl durch die jeweiligen Sexualisationsprozesse als auch durch ein Voranschreiten in den einzelnen (psycho-)sexuellen Entwicklungsphasen beeinflusst, verändert und vor allem erweitert.

2. Mögliche Auswirkungen der veränderten Kommunikation auf die Sexualisationsprozesse

Wie sich Veränderungen in der Kommunikation und in der Sprache auf die Sexualisation von Menschen aus dem Autismus-Spektrum auswirken können, wird im Folgenden behandelt.

Veränderungen in der Kommunikation können von den Eltern und Bezugspersonen autistischer Kinder bereits im Kleinkindalter beobachtet werden, wobei entwicklungsbedingt meist zuerst die veränderten oder ausbleibenden nonverbalen Kommunikationsfähigkeiten auffallen, wie zum Beispiel das fehlende soziale Lächeln, eine zum Teil sehr geringe Nutzung von Mimik und Gestik oder ein fehlendes beziehungsweise verändertes Blickverhalten.

Wie bereits beschrieben stellen Kinder über das soziale Lächeln schon in einem sehr frühen Entwicklungsalter eine Beziehung zu den Personen im Umfeld her, lenken deren Aufmerksamkeit und teilen so ihr Interesse und ihre Gefühle mit. Zudem kann dieses Verhalten als positive nonverbale Reaktion auf familiäre Nähe und Zuneigung sowie auf Kommunikations- und Interaktionsversuche seitens des Umfeldes verstanden werden.

Dies ist insofern von Bedeutung, als dass Eltern die Nähe und die körperlichen Kontakte zum Kind zwar aus einem eigenen fürsorglichen Bedürfnis heraus initiieren, jedoch muss dieses bedürfnisorientierte Verhalten auch durch bejahende und positive Reaktionen beantwortet werden. Das Fehlen dieser frühkindlichen Form der interaktionsstiftenden und zuneigungszeigenden nonverbalen Kommunikation kann zu Irritationen und Verunsicherungen seitens der Bezugspersonen führen, ebenso das Ausbleiben kindlicher Reaktionen oder ausgedrückter Freude angesichts ihrer Kommunikations- und Interaktionsangebote.

Eine mögliche Folge kann eine im weiteren Entwicklungsverlauf negative Beeinflussung der Eltern-Kind-Beziehung sein, sodass beispielsweise die Interaktionen zwischen Mutter und Kind zunehmend von Anspannungen geprägt sind oder dass spielerisches und kommunikatives Verhalten seitens der Bezugspersonen zurückgefahren wird, um Enttäuschungen ihrerseits zu vermeiden. »Mangelnde Sicherheit der Eltern in ihrer Beziehung zu ihrem Kind und unzureichende emotionale Intensität lösen bei dem betroffenen Kind die gleiche Unsicherheit aus« (ebd., S. 36), was sich im weiteren Entwicklungsverlauf auf dessen Bindungsfähigkeit auswirken kann. Zudem können dem Kind wichtige, auf Kontakten zu den Eltern beruhende physische wie auch psychische Erfahrungen vorenthalten bleiben, die beispielsweise von Bedeutung für die Persönlichkeitsentwicklung, die Ausbildung des Körperbewusstseins oder der Entwicklung von Vertrauen sind.

Auch im Jugend- und Erwachsenenalter zeigen Autist_innen kaum ein soziales Lächeln als Reaktion auf das Lächeln eines Gegenübers. Dies kann damit begründet werden, dass sie zum einen generell eher wenig eigene Mimik oder Gestik zur Kommunikation einsetzen und zum anderen die kommunikative Bedeutung mimischer und gestischer Signale, wie es beispielsweise ein Lächeln ist, nicht verstehen oder entschlüsseln können und diese mitunter sogar als widersprüchlich empfinden.

Die möglichen Folgen dieses Unverständnisses der unter nichtautistischen Menschen sehr häufig genutzten nonverbalen Kommunikationsformen können recht vielfältig sein und sich nicht nur auf die Beziehungsgestaltung zu Bezugspersonen auswirken. Vielmehr kann es im Rahmen sozialer Kontakte zu anderen Kindern oder Gleichaltrigen dazu führen, dass Autist_innen sich nur sehr schwer am Verhalten des Umfeldes orientieren und angemessen auf nonverbale oder subtile Kommunikation reagieren können, wodurch sie für andere Menschen verständlichen Situationen mitunter hilflos ausgeliefert sind.

Das Erlernen alterstypischer (und im späteren Entwicklungsverlauf auch sozial angemessener sowie sexueller) Verhaltensregeln stellt für Autist_innen eine oftmals kaum zu bewältigende Herausforderung dar, wodurch sie oft nur sehr schwer sozialen Anschluss finden und Schwierigkeiten haben, sich in Gruppen zu integrieren. »The communication deficit is perhaps at its most painful when its appearance in the child [...] incites neurotypical peers [...] to teasing or bullying« (Winter-Messiers et.al, 2007, zitiert nach Theunissen & Paetz, 2011, S. 14). Diese Erfahrungen von Ausgrenzung können zur Folge haben, dass Autist_innen nicht nur der Rückhalt durch Gleichaltrige und der Austausch mit anderen verwehrt bleiben, sondern dass sie kaum an peerbezogenen Sozialisations- und Sexualisationsprozessen partizipieren können, was sowohl negative Konsequenzen für die kognitive und die (psycho-)sexuelle Entwicklung als auch für die Persönlichkeitsentwicklung haben kann und bei manchen zur Ausbildung oder Manifestation von

Verhaltensunsicherheiten, regressivem Verhalten oder zu verstärkten Rückzugstendenzen führen kann. Vor allem Letzteres kann sich auf sämtliche sozialen, kognitiven und (psycho-)sexuellen Entwicklungsbereiche auswirken.

Ähnliches lässt sich dem veränderten Blickverhalten oder dem Vermeiden von Blickkontakt seitens autistischer Menschen zuschreiben. Auf die Eltern und Bezugspersonen kann dieses Verhalten sehr verunsichernd wirken, da sie es gewohnt sind, über die Nutzung von Blickkontakt Beziehung zu anderen Menschen aufzunehmen und zudem Aufmerksamkeit und Interesse zu signalisieren. Fehlt der Blickkontakt beim Gegenüber, kann dem autistischen Kind Desinteresse, Ablehnung oder mangelnde Aufmerksamkeit unterstellt werden (vgl. Kamp-Becker & Bölte, 2011, S. 13f.), wodurch sich die Beziehung zwischen den Eltern und dem Kind zunehmend schwierig gestalten kann.

Dies kann sich beispielsweise darin zeigen, dass sich Bezugspersonen bemühen, in allen nur möglichen Situationen den Blickkontakt und somit vermeintliche Aufmerksamkeit oder Interesse vom Kind einzufordern, um mit ihm in eine für sie nachvollziehbare und verständliche Form von Kommunikation zu treten. Besonders bei Kleinkindern kann dieses Verhalten jedoch zu immer wiederkehrenden Überforderungen und infolgedessen zu einer zunehmenden Kontaktvermeidung führen, die sich im Laufe der weiteren Entwicklung manifestieren kann. Im Kontext frühkindlicher Sozialisations- und Sexualisationsprozesse können dem Kind somit wichtige, für die seelische, körperliche und (psycho-)sexuelle Entwicklung grundlegende Beziehungs- und Körpererfahrungen vorenthalten bleiben, da die Interaktion mit den Bezugspersonen Einfluss auf die Entwicklung von Vertrauen und Beziehungsfähigkeit hat.

Bei der Suche nach ersten partnerschaftlichen oder sexuellen Beziehungen im Verlaufe der Pubertät ist die Nutzung nonverbaler Kommunikationsmittel wie die des sozialen Lächelns oder der Fähigkeit, Blickkontakt zu halten und über Blicke zu kommunizieren, sehr wichtig, da beides grundlegende Kompetenzen für das von nicht-autistischen Menschen im Rahmen der Beziehungsanbahnung genutzte Flirtverhalten sind.

Wie bereits beschrieben, verläuft das Flirten auch zu einem großen Teil über körpersprachliche Signale, die beispielsweise über ein Lächeln, Blicke oder Zublinzeln vermittelt werden. Autist_innen sind sich der kommunikativen Bedeutung dieser Signale oftmals nicht bewusst, sie empfinden sie mitunter sogar als irritierend und sind zudem kaum in der Lage, diese Form der Kommunikation zu erwidern. So kann die Suche nach einer Beziehung oder einer sexuellen Partnerschaft schon im Vorfeld aufgrund des Unverständnisses nonverbaler Kommunikationsformen und des darauf aufbauenden gängigen Flirtverhaltens scheitern, wodurch Autist_innen nicht nur konkrete sexuelle Erfahrungen, sondern auch wichtige Beziehungserfahrungen – wie Nähe stiften, Vertrauen schenken und anderen vertrauen können, sich gehen lassen und im Gegenüber aufgehen können – verwehrt bleiben können.

»Sexuality is largely an emotional experience for the self and others, which develops through social communication and interaction« (Reynolds, 2014, S. 17). Demnach sind nicht allein bei der Beziehungsanbahnung oder der Partnerschaftssuche, sondern in sämtlichen Bezügen sexuellen Miteinanders kommunikative Fähigkeiten unabdingbar.

Aber nicht bloß Schwierigkeiten in der nonverbalen Kommunikation führen zu potenziellen Problemen, wenn es um die Kontaktaufnahme zu anderen Menschen, die Integration in soziale Gruppen und um die Partizipation an institutionellen oder peerbezogenen Sexualisationsprozessen geht. Vor allem der Sprache und der Fähigkeit, diese zu verwenden und zu verstehen, kommen in diesem Kontext eine besondere Bedeutung zu, da Sozialisations- und Sexualisationsprozesse gesellschaftlicher Natur sind und zu einem sehr großen Teil auf der Verwendung von Sprache basieren.

Viele Autist_innen zeigen neben einer besonderen Nutzung von Sprache auch ein verändertes Sprachverständnis. Hinzu kommt, dass sehr viele Menschen aus dem Autismus-Spektrum sogar ein Leben lang ohne jegliche Lautsprache bleiben. Letzteres zeigt sich bereits in einem sehr frühen kindlichen Entwicklungsalter, wenn autistische Kleinkinder kein kommunikationsstiftendes Lallen, Brabbeln oder Lautieren als Reaktion auf die Kommunikationsversuche ihrer Bezugspersonen oder zur Selbststimulation zeigen (vgl. Kamp-Becker & Bölte, 2011, S. 14).

Wie das fehlende soziale Lächeln oder das veränderte Blickverhalten wirkt sich auch das Ausbleiben dieser vorverbalen kindlichen Kommunikation sowohl auf die Eltern-Kind-Beziehung als auch auf die damit einhergehenden Entwicklungs- und Sexualisationsprozesse aus.

Das kindliche Interesse an Sprache und an verbalen Kommunikationsversuchen ist eine wichtige Grundlage für die elterlichen Kommunikations- und Interaktionsangebote, da sie einerseits das Bestreben haben, ihre Sprache weiterzugeben, und für sie andererseits die Nutzung von Sprache – sehr wahrscheinlich sogar die Nutzung von Lautsprache – selbstverständlich ist. Über Sprache versuchen sie dem Kind, Objekte, Personen und weltliche Zusammenhänge zu vermitteln, um ihm somit ein Verständnis seiner Umwelt zu ermöglichen.

Dies bezieht sich im Zuge kindlicher intrafamiliärer Sexualisation auch auf die Bezeichnung der Körperteile, -funktionen oder der Geschlechtsteile. Die Benennung der Körper- und der Geschlechtsteile ist wichtig, damit das Kind eine ganzheitliche Repräsentation seines Körpers entwickeln und körperliche Vorgänge und Bedürfnisse als solche identifizieren und benennen kann (vgl. Ortland, 2008, S. 39f.). Bei Autist_innen können Veränderungen im rezeptiven Sprachvermögen und in der Sprachverarbeitung dazu führen, dass sie nur schwer Zugang zu den seitens der Umwelt verwendeten Bezeichnungen für ihren Körper, die Körperfunktionen und ihre Genitalien wie auch zu anderen Umweltzusammenhängen bekommen und demnach den Bezeichnungen von Kopf, Arm, Bauch oder Penis und Scheide nur sehr wenig Bedeutung entnehmen können.

Dies kann besonders dann gravierende Folgen haben, wenn sie nicht nur nicht auf Sprache zurückgreifen können, sondern zudem der Zugang zum eigenen Körper aufgrund von Wahrnehmungsveränderungen erschwert ist.

Eine ganzheitliche Entwicklung eines Körperschemas scheint unter diesen Bedingungen kaum möglich, wodurch sowohl frühkindliche als auch peerbezogene und institutionelle Sexualisationsprozesse erheblich gestört werden können, wenn es beispielsweise um die Benennung von Körperteilen, Körperfunktionen, sexuellen Bedürfnissen oder angemessene sexuelle Verhaltensweisen geht. Zudem ist anzunehmen, dass sich ein veränderter Zugang zum Körper und zur eigenen Geschlechtlichkeit auf die Identitätsbildung sowie auf die Fähigkeit zum Verstehen und Ausdrücken eigener sexueller Bedürfnisse auswirken kann.

Letzteres gestaltet sich jedoch nicht nur schwierig, wenn Autist_innen bestimmte Bedürfnisse nicht erkennen oder einordnen können, sondern vor allem auch, wenn sie sich ihrer Umwelt aufgrund fehlender oder stark eingeschränkter verbalsprachlicher Fähigkeiten nicht verständlich mitteilen können.

Kann sexuellen Bedürfnissen – wie Nähe, Zärtlichkeit oder auch Spannungsabbau – nicht nachgegangen oder können diese nicht als physiologisch bedingte Zustände eingeordnet werden, können sie mitunter Verhaltensweisen wie Auto- und Fremdaggressionen oder exzessives Manipulieren von Körper- und Geschlechtsteilen (vgl. Preißmann, 2009, S. 88) entwickeln, die unter Umständen von den Bezugspersonen im Umfeld nicht den jeweiligen körperlichen oder sexuellen Bedürfnissen zugeordnet werden können und dementsprechend sanktioniert oder unreflektiert unterbunden werden.

Dieses auf Missverständnissen beruhende reglementierende Verhalten seitens der Umwelt kann für autistische Menschen sehr frustrierend sein und neben negativen Auswirkungen auf die gesamte Persönlichkeitsstruktur auch die Entwicklung eines Selbstverständnisses von Sexualität und sexuellen Vorgängen beeinflussen.

Das Ausbleiben von Sprache kann nicht bloß Konsequenzen für die Sexualisationsprozesse im institutionellen oder peerbezogenen Kontext haben und dafür verantwortlich sein, dass Autist_innen wichtige sexualitätsbezogene Lernerfahrungen vorenthalten bleiben, sondern kann bereits in den frühen Phasen (psycho-)sexueller Entwicklung grundlegende Lernprozesse nachhaltig beeinflussen.

So haben Kinder, die keine vorverbale oder verbale Kommunikation zeigen beziehungsweise nutzen können, wenig Möglichkeiten, ihre Kommunikationspartner_innen aktiv herbeizurufen und auf diesem Wege Kommunikations- und Interaktionsprozesse zu initiieren, wodurch sie nur sehr schwer Selbstwirksamkeit erfahren können und zudem auf die Sensibilität ihres Umfeldes zur Aufnahme von Kontakten angewiesen sind (vgl. Ortland, 2008, S. 37).

Des Weiteren kann die fehlende Verwendung von Lautieren oder Brabbeln bei den Bezugspersonen dazu führen, dass autistischen Kindern schon zu einem sehr frühen Zeitpunkt die Fähigkeit, Lautsprache zu entwickeln, abgesprochen wird und Bezugspersonen sich selbst in ihrer verbalen Kommunikation zurücknehmen (vgl. Snippe, 2013, S. 29). Dieses Unterbrechen der ersten nicht-sprachlichen Kommunikation zwischen dem Kind und seinen Bezugspersonen kann zur Folge haben, dass nicht nur der Sprach- und Kommunikationsinstinkt des Kindes nicht ausreichend stimuliert wird, sondern dass dem Kind sowohl für sein Selbstverständnis als auch für das ganzheitliche Verständnis seiner Umwelt wichtige frühkindliche soziale und kognitive Lernerfahrungen vorenthalten bleiben (vgl. ebd.). Der Zugang zu Sprache kann für nicht oder wenig sprechende Autist_innen somit auch in einem späteren Entwicklungsstadium erschwert werden, wodurch sämtliche auf Sprache beruhenden Sexualisationsprozesse negativ beeinflusst werden und ihnen wichtige Erfahrungen und Entwicklungsmöglichkeiten bezüglich (psycho-)sexueller Entwicklungsprozesse verwehrt bleiben können.

Vor allem im Zuge kindlicher und pubertärer Abgrenzungsversuche in den jeweiligen (psycho-)sexuellen Entwicklungsphasen ist Sprache und insbesondere die Verwendung von Lautsprache ein sehr wirksames Mittel, um sich von den Eltern und anderen erwachsenen Bezugspersonen abzugrenzen, sich selbst Gehör zu verschaffen und seine Meinung kundzutun. Dieses Verhalten ist wichtig, damit das Kind Selbstwirksamkeit und Selbstbestimmung erfahren kann, und kann als ein nicht nur für die Persönlichkeitsentwicklung, sondern auch für die Reifungsprozesse des Kindes sowie für die Entwicklung der Eltern-Kind-Beziehung relevanter Prozess verstanden werden.

Autist_innen ohne Verbalsprache können diese Art von Erfahrungen kaum sammeln, da ihnen die wichtigste, für die Umwelt verständliche und von den Bezugspersonen anerkannte Fähigkeit fehlt, Sprache zur Abgrenzung und zum Ausdruck eines eigenen Willens und eigener Bedürfnisse zu verwenden. Demnach müssen sie andere Möglichkeiten finden, um Abgrenzungsbestrebungen umzusetzen und sich selbst als eigenständige Persönlichkeit mit einem sich entwickelnden Eigensinn verständlich zu machen. Dies führt in vielen Fällen dazu, dass sowohl junge als auch ältere oder erwachsene nicht-sprechende Autist_innen massive, oft fälschlicherweise als auto- oder fremdaggressiv interpretierte Verhaltensweisen entwickeln, die Ausdruck ebenjener Abgrenzungs- und Entwicklungsprozesse sind und ein für sie wichtiges nonverbales Kommunikationsmittel darstellen.

Sich nicht über Sprache distanzieren zu können und die damit einhergehende Notwendigkeit auf nicht immer angemessene oder nur schwer verständliche nonverbale Kommunikationsformen zurückgreifen zu müssen, hat mitunter zur Folge, dass Autist_innen in ihren

Abgrenzungsbestrebungen und in ihrem Wunsch nach Selbstbestimmung und Selbstwirksamkeit weniger ernst genommen werden als es bei nicht-autistischen oder sprechenden Kindern und Jugendlichen der Fall wäre. Dies macht es für sie besonders schwer, eine eigenständige Identität zu entwickeln sowie selbstständig und selbstwirksam zu werden (vgl. Ortland, 2008, S. 44). Die sich ständig wiederholenden Frustrationserlebnisse durch negativ besetzte Auseinandersetzungen mit dem Umfeld können sich auf die gesamte kognitive, seelische und auch (psycho-)sexuelle Entwicklung auswirken und demnach auch in Bezug auf die Sexualisation nachhaltige Folgen haben, da Selbstvertrauen, Selbstständigkeit und das Wissen um die eigene Selbstwirksamkeit zum Teil wichtige Voraussetzungen für die Entwicklung eines positiven Zugangs zu Sexualität und sexuellen Beziehungen darstellen.

Nimmt man die Bedeutung von Sprache in den einzelnen Phasen sexueller Entwicklung und entwicklungsbezogener Sexualisationsprozesse zusammen, wird deutlich, dass, um einen altersspezifischen Zugang zu einem grundlegenden Sexualwissen und zu sexuellen Themen, zum Körper und seinen Funktionen, zum Verständnis sexueller Handlungen und Verhaltensweisen sowie zu persönlichkeits- und identitätsfördernden Lernerfahrungen entwickeln zu können, das Verständnis und die Nutzung von Sprache notwendige und wichtige Voraussetzungen sind.

Hierbei spielen auch die nonverbalen kommunikativen Fähigkeiten, die für den Austausch und den Beziehungsaufbau zu anderen Menschen sowie für die Orientierung im Umfeld relevant sind, eine bedeutende Rolle. Autist_innen zeigen verschiedenste Veränderungen in den einzelnen Aspekten menschlicher Kommunikation, aufgrund derer sie bereits ab dem frühen Kindesalter zum Teil nur begrenzt an sozialen Lernerfahrungen oder Entwicklungs- und Sexualisationsprozessen teilhaben können. Daher lässt sich davon ausgehen, dass sie nicht nur lebenslang starken Einschränkungen in ihrer Sexualisation ausgesetzt sind, sondern auch ihre (psycho-)sexuelle Entwicklung stark beeinflusst wird. Die Folgen sind unzureichende Wissensstände und Handlungsstrategien bezüglich sexueller und physischer Vorgänge sowie ein nur eingeschränkter Zugang zu Sexualität an sich. Zudem können veränderte (psycho-)sexuelle Entwicklungsprozesse die Ursache dafür sein, dass selbst bei Autist_innen mit höherem Funktionsniveau die sozioemotionale, die körperliche und die kognitive Entwicklung stark voneinander abweichen und sie somit immer wieder vor für sie nur schwer zu bewältigende Herausforderungen im Kontext von Sexualität und zwischenmenschlichen Beziehungen gestellt werden.

Aber nicht nur die Veränderungen in den kommunikativen Fähigkeiten autistischer Menschen beeinflussen deren Sexualisation und sexuelle Entwicklung, sondern vor allem auch deren Lebensumstände. So ist es viel zu häufig so, dass die Sozialisation und auch die Sexualisation von Autist_innen sowohl durch häusliche als auch durch institutionelle Bedingungen erschwert, wenn nicht sogar stark eingeschränkt werden.

Bezogen auf den familiären Kontext und intrafamiliäre Sexualisationsprozesse ist es mitunter so, dass sowohl jungen als auch erwachsenen Autist_innen jegliche Sexualität sowie damit einhergehende Bedürfnisse seitens der Bezugspersonen abgesprochen werden. Zudem wollen oder können Eltern oft nicht mit ihren autistischen Kindern über Sexualität reden, da bei ihnen Unsicherheit herrscht, wie mit dem Thema umgegangen werden kann (vgl. Preißmann, 2009, S. 81), und so hoffen sie, dass die Sexualaufklärung von der Schule oder gar den Geschwistern übernommen wird. Darüber hinaus gehen einige Eltern davon aus, dass ihr Kind das Thema Sexualität irgendwann von sich aus aufbringen wird, und warten lieber erst einmal ab, um nicht unnötig die berühmten schlafenden Hunde zu wecken.

Diese Einstellung ist vor allem im Kontext mit nicht oder nur wenig sprechenden Autist_innen bedenklich, da diese nicht über die Möglichkeiten verfügen, Themen und Zusammenhänge ohne Weiteres zu erfragen. Somit bleiben ihnen wichtige aufklärende und entwicklungsfördernde Informationen, wie sie von den Eltern und Bezugspersonen vermittelt werden sollten, vorenthalten. Besonders in Bezug auf die körperlichen Veränderungen in der Pubertät und die damit einhergehenden Bedürfnisse und psychischen Befindlichkeiten können eine unzureichende Kommunikation und eine fehlende Aufklärung dazu führen, dass die jugendlichen Autist_innen völlig unvorbereitet ebendiesen Entwicklungsprozessen ausgesetzt sind und auf diese körperlichen Veränderungen mit Rückzugsverhalten, Autoaggressionen oder zwanghafter Beschäftigung mit dem eigenen Körper reagieren. Kommunikationsprobleme sowohl seitens der Eltern als auch seitens der autistischen Jugendlichen begünstigen diese Verhaltensweisen vor allem dahingehend, dass zum einen Veränderungs- und Entwicklungsprozesse nicht ausreichend hinterfragt werden können und zum anderen die Bezugspersonen sich vor der Auseinandersetzung mit der Thematik scheuen sowie dem Ausdruck sexueller Bedürfnisse und entwicklungsbedingter Verhaltensweisen zu wenig Raum geben.

»Häufig sind Fragen [und aufkommende Verhaltensweisen,] die während der körperlichen Reifung und sexuellen Entwicklung auftreten, nicht aufgegriffen und beantwortet worden« (Specht, 2008, S. 302), wodurch eine erfolgreiche und positive Bewältigung der Pubertät kaum zu gewährleisten ist, was sich auf die (psycho-)sexuelle Entwicklung und die damit einhergehenden Sexualisationsprozesse im weiteren Lebensverlauf auswirken kann.

Eine weitere Besonderheit im Kontext intrafamiliärer Sexualisation autistischer Menschen stellt die Tendenz zur Überbehütung vieler Eltern dar, »because we traditionally cosset such youngsters, believing misguidedly, that we are protecting them« (Reynolds, 2014, S. 9). Die Folgen können einerseits sein, dass Autist_innen nicht nur unzureichend aufgeklärt, sondern auch in ihren außerfamiliären sozialen Kontakten eingeschränkt werden, sodass ihnen wichtige Lern- und Sexualisationserfahrungen vorenthalten bleiben. »Overprotection in itself leaves severely autistic children more open to abuse, because children don't gain experiences of life and opportunities for education which would equip them against potential abusers« (ebd., S. 28).

Andererseits besteht bei einer Überbehütung autistischer Kinder und Jugendlicher die Gefahr, dass sie aufgrund einer unzureichenden Aufklärung überdurchschnittlich oft Opfer sexuellen Missbrauchs werden (vgl. ebd., S. 9), was vor allem bei nicht-sprechenden Autist_innen, die nicht oder nur sehr begrenzt auf ihr Leid und ihre Missbrauchserfahrungen aufmerksam machen können, besonders dramatisch und folgenreich für sämtliche kognitiven, sozialen und (psycho-)sexuellen Entwicklungsprozesse sein kann.

Im Kontext institutioneller Sexualisationsprozesse ergeben sich weitere hemmende Bedingungen für die sexuelle Entwicklung von Menschen aus dem Autismus-Spektrum. Im schulischen Bereich besteht die Problematik beispielsweise darin, dass »children who have autism [...] do not have the capacity to learn through ›osmosis‹ from peers, partly because their peers will probably have similar conditions« (ebd., S. 23).

Das liegt darin begründet, dass Kinder und Jugendliche mit Autismus trotz aller Integrations- und Inklusionsbestrebungen meist in Förderschulen beschult werden und ihre Peers demnach überwiegend aus Mitschüler_innen mit sogenannten *kognitiven, körperlichen, sozialen oder kommunikativen Behinderungen* bestehen. Sowohl Autist_innen als auch deren Mitschüler_innen haben aufgrund dessen nur begrenzt an den Sexualisationsprozessen nicht-autistischer oder nicht-behinderter Kinder und Jugendlicher teil, wodurch ihnen wichtige Lernerfahrungen verwehrt bleiben können.

Vor allem in Klassen mit überwiegend beziehungsweise ausschließlich autistischen Schüler_innen sind der kommunikative Austausch untereinander sowie der Kontakt- und Beziehungsaufbau zu anderen Schüler_innen zum Teil sehr stark begrenzt, was in der autismusspezifischen Kommunikation, aber auch in den veränderten sozialen Interaktionsmustern von Autist_innen begründet liegen kann. Zudem ist in diesem Kontext davon auszugehen, dass die anderen autistischen Schüler_innen ebenfalls nur unzureichend in außerschulischen Sozialisationsprozessen lernen oder alters- und entwicklungsgemäße Sexualisationserfahrungen sammeln können, über die sich die Schüler_innen dann mit anderen austauschen könnten.

> »[Autistic people] need explicit and detailed guidance about everything from naming body parts and understanding their function in sex, through the process involved in sex, possible outcomes of having sex, negative experiences and how to recognize and report abuse« (ebd.).

Im Rahmen der schulischen Sexualisation autistischer Kinder und Jugendlicher ist es seitens der Pädagog_innen demnach zwingend erforderlich, dass sie Lerninhalte wie grundlegendes Sexualwissen entsprechend den kommunikativen Möglichkeiten und kognitiven Kompetenzen vermitteln und darüber hinaus mögliche entwicklungsspezifische Themen, die aufgrund mangelnder peerbezogener Sexualisationserfahrungen von den Schüler_innen nicht oder nur begrenzt gesammelt werden können, aufgreifen und thematisieren.

Ebenfalls im institutionellen Kontext können Sexualisationsprozesse sowie erste sexuelle Erfahrungen vor allem für die autistischen Kinder und Jugendlichen eingeschränkt werden, die in Heimen oder Wohngruppen aufwachsen. Ihnen wird mitunter sowohl die für die (psycho-)sexuelle Entwicklung und für sexuelle Erfahrungen notwendige Privatsphäre vorenthalten als auch die Möglichkeit, sich entsprechend ihren kommunikativen Fähigkeiten mit anderen über sexuelle Vorgänge auszutauschen. In den Wohnheimen für Menschen mit Behinderungen wird das Thema Sexualität oft aus Unsicherheit, Unwissenheit oder aus Angst vor rechtlichen Folgen tabuisiert, und den Bewohner_innen – egal welcher Alters- oder Entwicklungsstufe – werden infolgedessen entsprechende Freiräume oft nicht zugestanden.

Eine unzureichende Kommunikation sowie der Ausschluss sexueller Vorgänge aus dem Wohnalltag können dazu führen, dass wichtige Erfahrungen und Entwicklungsmöglichkeiten verwehrt werden und vor allem den »institutionell versorgten Menschen [mit Autismus] [...] mit ihren vielfältigen Abhängigkeitserfahrungen [...] in der Regel Möglichkeiten, eine lust- und verantwortungsvolle Sexualität einzuüben« (Specht, 2008, S. 301) und zu entwickeln, vorenthalten bleiben.

3. Die Bedeutung der Unterstützten Kommunikation für die Sexualisation autistischer Menschen

Aus den vorangegangenen Ausführungen wird deutlich, dass sowohl aufgrund kommunikativer Schwierigkeiten als auch bedingt durch familiäre wie institutionelle Gegebenheiten die Sexualisation und die (psycho-)sexuelle Entwicklung autistischer Menschen erheblich beeinflusst werden, wodurch Entwicklungsaufgaben mitunter nur unzureichend bewältigt werden können.

Um die Teilhabe am gesellschaftlichen Leben und somit an Sozialisations- und Sexualisationsprozessen zu ermöglichen, können nichtsprechenden Menschen kommunikationsergänzende oder -erweiternde Unterstützungsmöglichkeiten angeboten werden, die sowohl der Kommunikation verbaler Bedürfnisse als auch der selbst initiierten Kontaktaufnahme zum Umfeld dienen. Im Folgenden werden die im zweiten Kapitel beschriebenen Methoden der Unterstützen Kommunikation/UK auf ihre Alltagstauglichkeit in Bezug auf die Sexualisation autistischer Menschen überprüft.

Programme zur Erstellung von Piktogrammen

Da die Kommunikation mit PECS und mit den verschiedenen Talkern primär auf der Nutzung von Piktogrammen und Symbolvorlagen basiert, sollen zunächst die Programme zur Erstellung dieser Vorlagen betrachtet werden.

Sowohl Metacom als auch Boardmaker verfügen über zahlreiche Bild- und Symbolvorlagen, die nicht nur für die Kommunikation basaler Bedürfnisse und alltäglicher Handlungen ausgelegt sind, sondern auch den Austausch über Themen wie Liebe, Sexualität und sexuelle Vorgänge ermöglichen.

Boardmaker bietet im Bereich von Sexualität verschiedene Piktogramme, die jedoch aufgrund unzureichender Kategorisierung erst einmal gesucht werden müssen, wobei die Nutzung der gängigen Suchbegriffe mitunter nicht immer zielführend ist. So ist beispielsweise ein Piktogramm für das Wort *Penis* nur dann zu finden, wenn man nach den *männliche Geschlechtsorganen* sucht, und bei der Suche nach einer Bildvorlage für das Wort *Sexualität* bekommt man sofort das Symbol für *sexuellen Missbrauch* vorgeschlagen.

Um die Symbole zu finden, die man eigentlich für die Kommunikation sexueller Themen benötigt, ist nicht nur ein Um-die-Ecke-Denken notwendig, sondern man muss sich auch auf die mitunter merkwürdig wirkenden Piktogramme einlassen können. Diesen ist oft nur schwer die eigentliche Bedeutung zu entnehmen, da auf explizite Darstellungen verzichtet wird, was möglicherweise darin begründet liegt, dass die Symbole Nutzer_innen aller Altersstufen ansprechen sollen. So sind bei Boardmaker zu sexuellen Themen beispielsweise folgende Piktogramme zu finden:

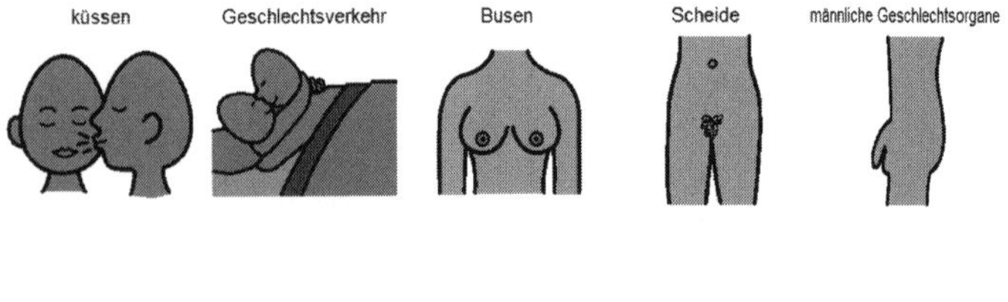

Abb. 1: Boardmaker Piktogramme für Küssen, Geschlechtsverkehr, Busen, Scheide und Penis (vgl. Mayer-Johnson, Boardmaker)

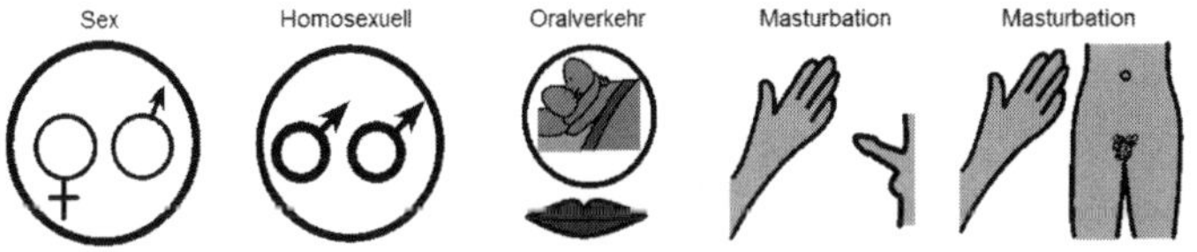

Abb. 2: Boardmaker Piktogramme für Sex, Homosexualität, Oralverkehr und Masturbation (vgl. Mayer-Johnson, Boardmaker)

Während die Piktogramme für *Küssen, Busen, Scheide* und *Penis* recht gut dargestellt sind und die Vermittlung eben dieser Begriffe zulassen, ist bei dem Piktogramm für *Geschlechtsverkehr* dieser nur zu erahnen. Ähnlich verhält es sich bei den Piktogrammen für *Sex, Homosexualität, Oralverkehr* oder *Masturbation,* wobei jedoch die Symbole, die für die Vermittlung von Themen wie *sexueller Missbrauch, Geschlechtskrankheiten* oder *Periode* zur Verfügung stehen, besonders abstrakt sind.

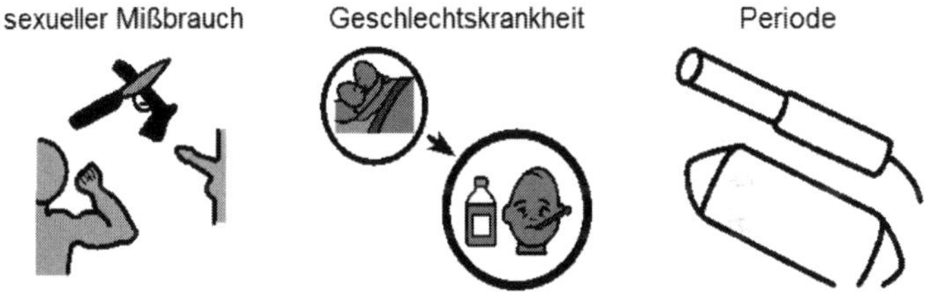

Abb. 3: Boardmaker Piktogramme für sexuellen Missbrauch, Geschlechtskrankheit und Periode (vgl. Mayer-Johnson, Boardmaker)

Dies gilt mitunter auch für die Piktogramme, die von Metacom bereitgestellt werden. Diese sind zwar in übersichtliche Kategorien eingeteilt, dennoch werden beispielsweise Begrifflichkeiten wie *schwanger, Brust* oder *Monatshygiene* den Rubriken *Arzt und Gesundheit, Körperteile* und *Körperpflege* zugeordnet, womit eine klare Trennung dieser Begriffe vom Bereich Sexualität vorgenommen wird. Exemplarisch können für *Liebe und Sexualität* folgende Piktogramme genutzt werden:

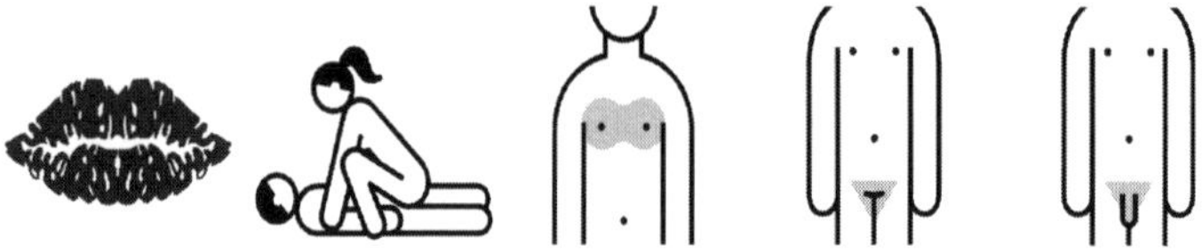

Abb. 4: Metacom Piktogramme für Küssen, Geschlechtsverkehr, Busen, Scheide und Penis (vgl. Kitzinger, Metacom 6)

Trotz der schnellen Zugriffsmöglichkeit auf die Kategorie *Liebe und Sexualität* ist auch bei Metacom die Suche nach den entsprechenden Symbolen nicht immer einfach, insbesondere wenn beispielsweise die menschlichen Geschlechts- und Körperteile kaum als diese zu identifizieren sind. Vergeblich sucht man nach Begriffen wie *Masturbation, Oralverkehr* oder *Geschlechtskrankheiten.* Während auch die Symbole für *Sexualität* und *Sex* eher abstrakt sind, werden Begriffe wie *Homosexualität* und *Periode* verständlich dargestellt.

Abb. 5: Metacom Piktogramme für Sexualität, Sex, Homosexualität und Periode (vgl. Kitzinger, Metacom 6)

Sowohl Metacom als auch Boardmaker bieten im Bereich Sexualität eher begrenzte Auswahlmöglichkeiten für entsprechende Piktogramme. Beide sind dafür ausgelegt, dass sie für alle Altersstufen nichtsprechender Menschen ansprechend sein sollen, wobei sowohl die Darstellungen zu sexuellen Vorgängen als auch zu Körper- und Geschlechtsteilen eher kindliches Niveau besitzen und mitunter einen sehr großen Interpretationsspielraum lassen.

Zugute kommt beiden, dass die Symbolsammlungen ergänzt – zum Beispiel durch Einscannen von Fotos oder anderen Piktogrammen – und zudem durch die Kombination verschiedener Piktogramme erweitert werden können.

Eine weit umfangreichere Alternative zu Metacom und Boardmaker ist der *Picto-Selector,* eine Windows-Anwendung mit über 27.000 Piktogrammen zu zahlreichen Themengebieten, die von verschiedenen Webseiten zur Verfügung gestellt werden und zudem verschiedene Sprachen bedienen (vgl. Van der Kooij, 2014). Auch der Bereich *Sexualität* wird als Kategorie angeboten, wobei man zwischen *Sexualität* und *Sexualität 16+* wählen kann. In der ersten Kategorie findet man zu sexuellen Themen unter anderem folgende Piktogramme:

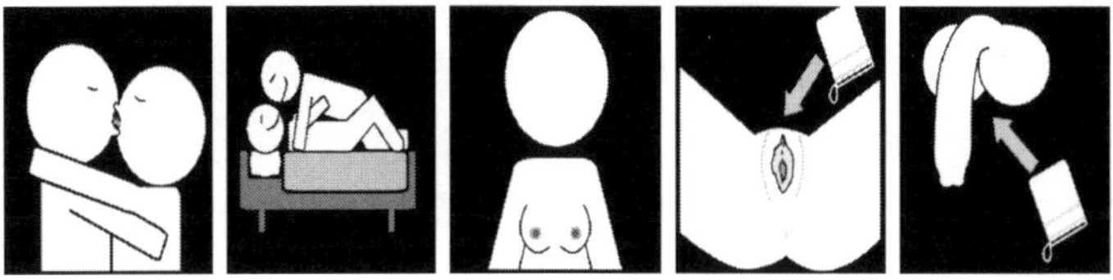

Abb. 6: Picto-Selector Piktogramme für Küssen, Geschlechtsverkehr, Busen, Scheide und Penis (vgl. van der Kooij, Picto-Selector)

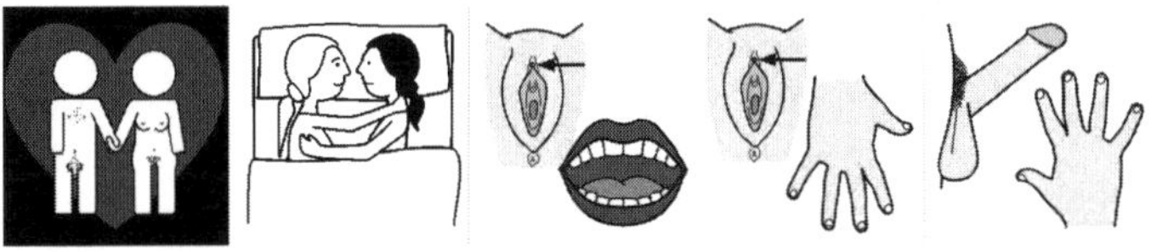

Abb. 7: Picto-Selector Piktogramme für Sexualität, Homosexualität, Oralverkehr und Masturbation (vgl. van der Kooij, Picto-Selector)

Zwar sind auch hier die Piktogramme vereinfacht dargestellt, dennoch sind vor allem zu den Geschlechtsteilen – die jedoch nur im

Kontext von Körperpflege auftauchen – explizitere und verständlichere Darstellungen als bei Metacom oder Boardmaker zu finden. Auch die Piktogramme für *Sexualität, Homosexualität, Oralverkehr* und *Masturbation* sind vergleichsweise leicht verständlich, was nicht zuletzt daran liegt, dass vor allem die Geschlechtsteile deutlich dargestellt sind, wodurch das Erschließen von Zusammenhängen erleichtert wird.

Besonders im Bezug auf sexuelle Übergriffe findet man in der Kategorie *Sexualität* verschiedene Piktogramme anhand derer deutlich wird, dass sexuell übergriffiges Verhalten sowohl von Männern als auch von Frauen ausgeübt werden kann. Zudem finden sich Piktogramme zu Geschlechtskrankheiten sowie zur Periode.

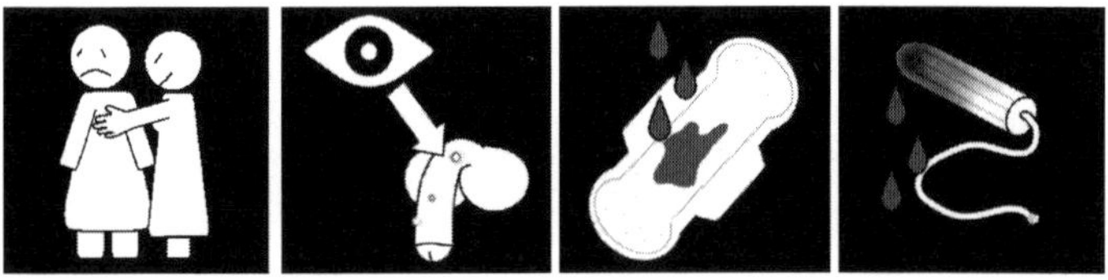

Abb. 8: Picto-Selector Piktogramme für sexuellen Missbrauch, Geschlechtskrankheiten und Periode (vgl. van der Kooij, Picto-Selector)

Bei Picto-Selector kann man in der Kategorie *Sexualität* vor allem Piktogramme zu grundlegenden sexuellen Themengebieten wie Schwangerschaft und Fortpflanzung, Körperteile, Monatshygiene und Körperpflege, Homo- und Heterosexualität sowie zu verschiedenen Gefühlen finden, die sowohl vereinfachte als auch mitunter recht explizite Darstellungen beinhalten und die die Zielgruppe der unter Sechzehnjährigen ansprechen sollen. Diese bereits recht umfangreiche Auswahl an Piktogrammen wird durch die Kategorie *Sexualität 16+* erweitert, in der sowohl ähnliche Darstellungen und Themen als auch zusätzliche Piktogramme, beispielsweise zu sexuellen Praktiken, Monatshygiene, Verhütung oder Pornografie, bereitgestellt werden.

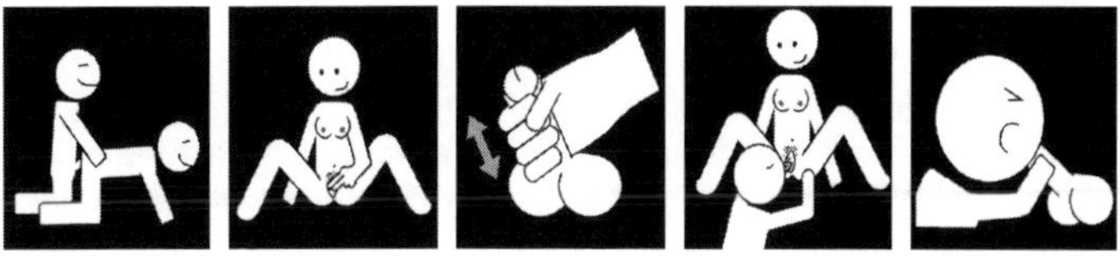

Abb. 9: Picto-Selector Piktogramme für Analverkehr, Masturbation und Oralverkehr (vgl. van der Kooij, Picto-Selector)

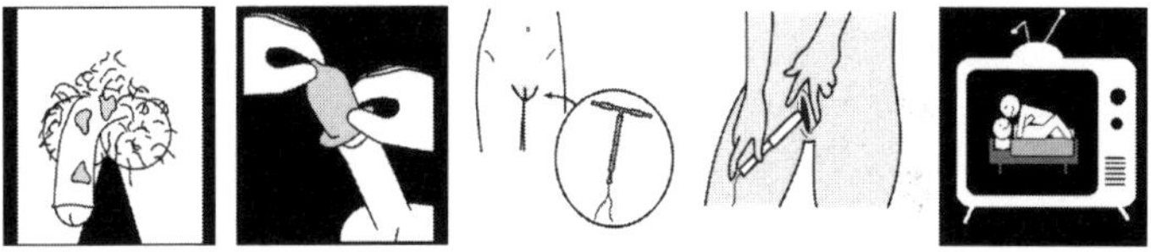

Abb. 10: Picto-Selector Piktogramme für Geschlechtskrankheit, Verhütung, Monatshygiene und Pornografie (vgl. van der Kooij, Picto-Selector)

Während Boardmaker und Metacom eher eine begrenzte Auswahl an Piktogrammen bereitstellen, die mitunter mehr Fragen aufwerfen können, als dass sie sexuelle Themen und Vorgänge verständlich machen und zudem eher für Kinder als für Jugendliche und Erwachsene ansprechend sind, bietet Picto-Selector eine große Anzahl sehr eindeutiger Piktogramme zu verschiedensten sexuellen Themenbereichen und für verschiedene Adressat_innen.

Allen drei Programmen ist gemein, dass die Bilder mitunter sowohl farblich als auch schwarz-weiß zur Verfügung stehen, sodass man unterschiedliche Wahrnehmungsfähigkeiten berücksichtigen kann. Zudem können die Piktogramme eigenständig untertitelt werden. So lassen sich individuelle Bilder und Bezeichnungen für sexuelle Vorgänge und Themen wählen, die sowohl dem Sprachverständnis der Nutzer_innen als auch der in den unterschiedlichen Kontexten von Sexualisation verwendeten Sprache angepasst werden können.

Um nicht-sprechenden Autist_innen, die über Piktogramme – beispielsweise mithilfe sogenannter *Kommunikationsbücher* – kommunizieren, sowohl eine umfangreiche Symbolsammlung zur Kommunikation sexueller Themen zur Verfügung stellen als auch darüber hinaus einen ganzheitlichen Zugang zu Sexualität und zum Verständnis sexueller Vorgänge ermöglichen zu können, ist es sinnvoll, die Symbole aus allen drei Programmen zu kombinieren. Neben einer größtmöglichen Vielfalt und der Berücksichtigung individueller abstraktiver Fähigkeiten können so auch verschiedene Alters- und Entwicklungsstände sowie die unterschiedlichen Interessen der Nutzer_innen berücksichtigt werden.

Im Kontext sexueller Sozialsations- und Bildungsprozesse ist die Nutzung von Piktogrammen und Symbolen vor allem für Autist_innen eine sehr gute Möglichkeit, da sie aufgrund ihrer Art der Wahrnehmungs- und Informationsverarbeitung meist eher visuelle als akustische Reize verarbeiten und speichern können. Wichtig ist, dass sowohl das kognitive als auch das abstraktive Niveau berücksichtigt werden und dass in Kombination mit den Piktogrammen eine klare verständliche Sprache genutzt wird.

In der Theorie können – je nach Art der Nutzung und des Zugangs zu Bildkarten sowie abhängig von den Fähigkeiten, selbstinitiiert in den Austausch mit dem Umfeld treten zu können – die von Boardmaker, Metacom und Picto-Selector bereitgestellten Symbole zu sexuellen Themen einen wichtigen Beitrag für die Teilhabe autistischer Menschen an den verschiedenen Sexualisations- und Entwicklungsprozessen leisten.

In der Praxis ergeben sich im Alltag jedoch zuweilen verschiedene Probleme, die die Kommunikation mit Bildkarten oder Piktogrammen vor allem bezüglich sexueller Themen mitunter erschweren können.

So ist es in der Arbeit mit der Unterstützen Kommunikation/UK nicht nur wichtig, dass die Implementierung der einzelnen Methoden möglichst in einem frühen Entwicklungsalter der Nutzer_innen einsetzt, sondern auch, dass in sämtlichen Bezugssystemen dieselben Methoden angewendet werden, um so eine ganzheitliche Förderung und Kommunikation gewährleisten zu können. Hierzu zählt auch, dass Piktogramme oder Bildkarten zu sexuellen Themen entsprechend des jeweiligen kognitiven und psychosexuellen Entwicklungsstandes der Nutzer_innen systemübergreifend eingeführt werden und dass sämtliche Kommunikationspartner_innen sowohl den Zugriff auf diese Piktogramme als auch den Austausch über sexuelle Themen ermöglichen.

Dies setzt bei allen Bezugspersonen sowohl einen aufgeschlossen Zugang zu Sexualität als auch das Bewusstsein für die Bedeutung einer ganzheitlichen Teilhabe an entwicklungsspezifischen Sexualisationsprozessen voraus.

Gerade im familiären Kontext können hier Probleme auftreten, da – wie bereits erläutert wurde – Eltern, aber auch andere erwachsene Bezugspersonen autistischer Menschen mitunter die Kommunikation bezüglich sexueller Themen nicht nur von sich aus vermeiden, sondern auch deren Notwendigkeit für die Entwicklung des autistischen Kindes oder Jugendlichen nicht verstehen und infolgedessen die Kommunikation über entsprechende Bildkarten nicht ausreichend ermöglichen.

Im schulischen Kontext spielt die persönliche Einstellung der Pädagog_innen zu sexuellen Themen und deren Wissen bezüglich der kommunikationsfördernden Arbeit mit UK-Methoden eine entscheidende Rolle für die schulischen Sexualisations- und Bildungsprozesse autistischer Menschen. Zwar sind in den Lehrplänen der verschiedenen Schultypen sexualpädagogische Inhalte für die verschiedenen Altersklassen festgeschrieben, die Art und Weise wie über Sexualität und sexuelle Vorgänge kommuniziert wird – welche Sprache und welche Worte genutzt werden – und wie auch nicht-sprechende Schüler_innen einbezogen werden, ist jedoch von den jeweiligen Pädagog_innen abhängig.

So kann es besonders in sehr heterogenen Klassen passieren, dass autistische Schüler_innen zwar am sexualpädagogischen Unterricht teilnehmen, ihre spezifische Art der Kommunikation und vor allem ihr verändertes Sprachverständnis jedoch nicht ausreichend berücksichtigt werden, wodurch sie nur sehr begrenzt vom vermittelten Wissen profitieren können. Aber auch in Klassen, in denen überwiegend Schüler_innen mit Kommunikations- und Sprachschwierigkeiten unterrichtet werden und in denen die Nutzung Unterstützter Kommunikation selbstverständlich ist, spielt die persönliche Einstellung und der individuelle Zugang zu Sexualität der Lehrkräfte eine große Rolle, da sie Art und Umfang sexualpädagogischer Aufklärung sowie die Vermittlung entsprechenden Wissens beeinflussen.

Mithilfe der vorgestellten Programme Boardmaker, Metacom und Picto-Selector ist es möglich, Autist_innen jeder Alters- und Entwicklungsstufe zahlreiche Piktogramme für die Kommunikation sexueller

Themen und somit sowohl den Austausch mit dem Umfeld als auch die Teilhabe an verschiedenen Sexualisationsprozessen zu ermöglichen.

Um entsprechend ihrer Fähigkeiten und ihrer kognitiven sowie (psycho-)sexuellen Entwicklung mithilfe von Piktogrammen über Sexualität kommunizieren und somit nicht nur entsprechendes Wissen kumulieren, sondern darüber hinaus ihre sexuelle Entwicklung vorantreiben zu können, sind Autist_innen nicht bloß davon abhängig, dass ihnen die entsprechenden Bilder und Symbole zur Verfügung gestellt werden, sondern vor allem auch davon, welche persönliche Einstellung ihre Kommunikationspartner_innen zu Sexualität haben und ob sie bereit sind, mit ihnen über sexuelle Themen zu kommunizieren.

Elektronische Sprachausgaben

Bezüglich der Kommunikation mit elektronischen Sprachausgabegeräten, wie den vorgestellten Talkern, kann aufgrund der vorangegangenen Darstellungen grundsätzlich festgestellt werden, dass durch die Möglichkeit, die individuellen Designs und Kommunikationsebenen mit Boardmaker, Metacom und auch Picto-Selektor gestalten und somit Piktogramme zu sexuellen Themen installieren zu können, zumindest auf theoretischer Ebene die Teilhabe von Autist_innen an den jeweiligen Sexualisationsprozessen gewährleistet werden kann.

Für die praktische Umsetzung können sich jedoch auch hier wieder verschiedene Probleme ergeben, die die Nutzung von Talkern erschweren können. Hierbei spielen – wie auch bei der Verwendung von Bildkarten – vor allem die Einstellungen des persönlichen Umfeldes und der Bezugspersonen eine wichtige Rolle.

Da selbst die Nutzung einfacher elektronischer Sprachausgabegeräte mitunter sehr komplex und für die Nutzer_innen kaum selbstständig möglich ist, sind sie bei der Erstellung der verschiedenen Kommunikationsebenen oft stark auf die Hilfe von anderen angewiesen. Es ist hierbei durchaus möglich, dass die Assistent_innen die Vorlagen entsprechend ihres eigenen Verständnisses wichtiger, alltagsbezogener Kommunikationsinhalte gestalten und dabei überwiegend basale Inhalte berücksichtigen, wogegen die Kommunikationsmöglichkeiten für sexuelle Themen unberücksichtigt bleiben. Dies kann unter anderem der Tatsache geschuldet sein, dass für die Gestaltung der Symbolvorlagen meist auf ein allgemein ermitteltes *Grundvokabular* zurückgegriffen und dieses dann auf den verschiedenen Talkerebenen zur Verfügung gestellt wird.

Andererseits kann auch hier die persönliche Einstellung der Assistent_innen das Angebot spezifischer Piktogramme und Kommunikationsebenen zu sexuellen Themen beeinflussen. Dies bezieht sich nicht nur darauf, ob entsprechende alters- und entwicklungsspezifische Bilder oder Symbole zur Verfügung gestellt werden, sondern auch darauf, welche Sprache die Assistent_innen für das Besprechen der Geräte nutzen, welche Worte und Begriffe sie für sexuelle Themen verwenden und anbieten beziehungsweise was sie den Nutzer_innen – bewusst oder unbewusst – vorenthalten.

Vor allem für Autist_innen, die entweder gerade erst die Kommunikation mit Talkern erlernen oder die aufgrund eines niedrigeren Funktions- oder Intelligenzniveaus nicht selbstbestimmt an der Gestaltung der Talker-Designs mitwirken können, kann das bedeuten, dass ihnen Piktogramme und Symbolvorlagen sowie die Nutzung von Sprache zu sexuellen Bereichen nicht bereitgestellt werden und es ihnen somit verwehrt bleibt, über entsprechende Themen zu kommunizieren. Dadurch wird ihnen die Teilhabe an entwicklungsspezifischen Sexualisationsprozessen sowie der Austausch zu sexuellen Themen mit anderen kaum ermöglicht.

Ein weiteres Problem ergibt sich aus der Tatsache, dass es selbst nach langem Training und einer ganzheitlichen Nutzung elektronischer Sprachausgaben nicht allen Autist_innen gelingt, diese selbstständig und zur eigeninitiierten Kommunikation mit der Umwelt zu nutzen. Somit bleiben sie nicht nur auf die Hilfe von außen angewiesen, sondern können aufgrund ihrer eher passiven Rolle in zwischenmenschlichen Kommunikationsprozessen nur begrenzt Selbstwirksamkeit erfahren und zudem ihre Bedürfnisse nicht entsprechend der von ihnen empfundenen Dringlichkeit mitteilen.

Obwohl Autist_innen bei der Nutzung von Talkern zum Teil vermehrt von ihren Assistent_innen sowie von deren Zugang zu Sexualität, deren Verständnis von Kommunikation und darüber hinaus von deren Bereitschaft, sexuelle Themen zu kommunizieren, abhängig sind, können die verschiedenen Talker in Bezug auf die aktive Teilhabe an

Sexualisationsprozessen und den Erwerb sexuellen Wissens wirksame technische Hilfen zur Überwindung sprachlicher und kommunikativer Hürden darstellen.

Die Kommunikation mit Lightwritern erfolgt, wie bereits beschrieben, ausschließlich über eine Schriftausgabe, indem die Nutzer_innen selbst Worte, Sätze und ganze Texte produzieren. Hierfür sind sowohl grundlegende kognitive als auch motorische Fähigkeiten notwendig, vor allem für die selbstständige Bedienung dieser Geräte. Zudem müssen die Nutzer_innen über ein umfangreiches Sprach- und Wortverständnis verfügen, um mit dem Lightwriter kommunizieren und mit der Umwelt in Kontakt treten zu können.

Aufgrund einer hohen Selbstständigkeit bei der Verwendung eignen sich Lightwriter sehr gut für den zwischenmenschlichen Austausch im Alltag und für die Teilhabe autistischer Menschen an Sozialisations-, Bildungs- und Sexualisationsprozessen. Zudem verhindern die eigenständige Nutzung und die Unabhängigkeit von Assistent_innen, dass Kommunikationsinhalte oder Themen vom Umfeld vorgegeben werden, und es wird ermöglicht, dass Nutzer_innen selbst initiiert über sexuelle Themen kommunizieren können.

Jedoch nicht alle Autist_innen können selbstbestimmt und selbstständig mit ihrem Lightwriter kommunizieren, manche bedürfen hierfür einer physischen Hilfestellung, wie sie beispielsweise bei der Nutzung Gestützter Kommunikation/FC angewandt wird. Hierbei ist es wichtig, dass diese Hilfe so minimal wie möglich erfolgt, um den Nutzer_innen eine weitgehend eigenständige Kommunikation zu ermöglichen.

Die Vorteile von elektronischen Sprachausgabegeräten, sowohl von Talkern als auch von Lightwritern, liegen darin, dass bei der Kommunikation über sexuelle Themen die Gesprächspartner_innen auf Sprache und nicht auf Symbolkarten reagieren müssen. Zudem können diese Geräte zu einer Verbesserung des Sprachverständnisses – vor allem auch in Bezug auf sexuelle Themen – sowie des Lesens und der phonologischen Wahrnehmung der Nutzer_innen beitragen (vgl. Snippe, 2013, S. 86).

Während die Verwendung von Talkern jedoch zu einem großen Teil von der Bereitstellung entsprechender Symbole und Piktogramme abhängt, kann mit den Lightwritern überwiegend selbstständig kommuniziert werden, sodass auch sexuelle Themen angesprochen oder Zusammenhänge hinterfragt werden können, wodurch sie den Nutzer_innen die aktive Teilhabe an Sexualisationsprozessen ermöglichen. Dennoch ist auch hier die Kommunikation sexueller Themen von der Bereitschaft des Umfeldes abhängig, über eben jene Themen zu kommunizieren oder nicht.

Gestützte Kommunikation/FC

Mithilfe der Gestützten Kommunikation/FC können Nutzer_innen mit ihrer Umwelt sowohl über Symbole und Bildkarten als auch über die Produktion von Schrift – auf Buchstabentafeln, mit Sprachausgabegeräten oder Computern – kommunizieren. Bezüglich der Kommunikation mit Bildkarten ist es wichtig, entsprechende Piktogramme, beispielsweise für den Austausch über sexuelle Themen, zur Verfügung zu stellen. Die Bereitstellung von Bildkarten sowie die dadurch ermöglichte Kommunikation hängt auch hier stark von den Assistent_innen und den Bezugspersonen im Umfeld ab.

In Bezug auf die Produktion von Schrift ist es unabdingbar, dass die Nutzer_innen über ein grundlegendes Sprachverständnis sowie über die Fähigkeit, Schrift zu produzieren, verfügen. Hinzu kommt, dass es sowohl motorischer Fertigkeiten als auch Fähigkeiten in der Handlungsplanung und der Exekutivfunktionen bedarf, vor allem wenn Schrift selbstständig produziert werden soll. Hierbei treten bei Menschen aus dem Autismus-Spektrum oft die meisten Schwierigkeiten auf.

Daher erfolgt bei Autist_innen, die FC nutzen, in den meisten Fällen die Kommunikation mithilfe einer physischen Stütze am Handgelenk, Unterarm oder an der Schulter und nur wenige schaffen es, unabhängig von den Stützer_innen zu schreiben oder auf Bildkarten zu deuten, um so auch den Umgang mit anderen Kommunikationsmitteln erlernen und diese selbstständig nutzen zu können.

Die eigenständige Kommunikation über sexuelle Themen und die Teilhabe an den verschiedenen Sexualisationsprozessen mithilfe von FC ist für Autist_innen demnach nur dann möglich, wenn sie sich möglichst ohne Stütze mitteilen können, da sie sonst stets von den

Stützer_innen abhängig bleiben und nicht selbstständig die Kommunikation mit anderen Menschen initiieren oder gestalten können. Zudem ist es aufgrund fehlender Studien zur Wirksamkeit und zur Technik Gestützter Kommunikation auch noch immer fraglich, inwiefern die Stützer_innen die Schriftproduktion oder das Zeigen auf Bildkarten beeinflussen und somit bewusst oder unbewusst den Kommunikationsvorgang manipulieren (vgl. Nußbeck, 2000, S. 13–19).

Letzteres kann verschiedene Auswirkungen auf die Kommunikation zu sexuellen Themen haben, beispielsweise wenn die Stützer_innen den Umgang mit sexuellen Themen scheuen und entsprechende Kommunikationsversuche unterbinden beziehungsweise in eine andere Richtung lenken oder wenn sie über besonders sexuell gefärbte Sprache und Kommentare die Aussagen oder Fragen der Nutzer_innen verfälschen. Somit ist auch bei der Gestützten Kommunikation vor allem dann die Teilhabe autistischer Menschen an Sexualisationsprozessen und an der Kommunikation sexueller Themen beeinträchtigt, wenn diese von der physischen Stütze abhängig bleiben und nicht selbstbestimmt und eigenständig mit dem Umfeld in Kontakt treten können.

PECS – Picture Exchange Communication System

Obwohl die meisten Nutzer_innen der Kommunikation mit PECS es nur schaffen, die ersten drei Phasen – physischer Austausch, Erweiterung der Spontaneität und Diskriminierung von Bildern – erfolgreich zu durchlaufen und entsprechende Lernerfolge zu erzielen, kann auch diese Methode der Unterstützten Kommunikation ihren Beitrag zur Teilhabe autistischer Menschen an Sexualisationsprozessen leisten. Beispielsweise indem Kommunikationspartner_innen entsprechende Symbole, Satz- oder Fragekarten mit den Nutzer_innen trainieren, diese im weiteren Verlauf in den Alltag implementieren und so die Kommunikation über Sexualität ermöglichen. Wie bei der Kommunikation mit Bildkarten und mit Talkern sind jedoch auch hier die Nutzer_innen stark von ihren Kommunikationspartner_innen und deren Einstellung zu sexuellen Themen abhängig.

Der Vorteil der Kommunikation mit PECS liegt darin, dass die Initiative zum Kommunizieren – sowohl über basale als auch über sexuelle Themen – gefördert und gesteigert werden kann, sodass die Übertragung in den Alltag relativ einfach erfolgen kann. Zudem können sowohl Wahrnehmungsbesonderheiten berücksichtigt als auch das Lernverhalten autistischer Menschen aufgegriffen werden (vgl. Snippe, 2013, S. 83).

Um erfolgreich von Sexualisationsprozessen oder der Vermittlung sexuellen Wissens profitieren zu können, müssen den Nutzer_innen sowohl entsprechende Lernmöglichkeiten als auch der selbstständige Zugang zu entsprechenden Piktogrammen oder Bildkarten ermöglicht werden.

4. Zusammenfassende Betrachtung

Sexualisation und (psycho-)sexuelle Entwicklungsprozesse erfolgen nicht nur im Austausch mit anderen Menschen und im Zuge kommunikativer Beziehungsgestaltungen, sondern sie sind auch von ihnen abhängig.

Um ganzheitlich und selbstwirksam sowohl an Sexualisationsprozessen als auch an zwischenmenschlichen Interaktionen teilhaben zu können, sind umfangreiche kommunikative Fähigkeiten zwingend notwendig. Dies bezieht sich sowohl auf die Nutzung und das Verständnis von Verbalsprache – wenn es beispielsweise um die Vermittlung von Sexualwissen und gesellschaftlicher Normen oder die Gestaltung sozialer Beziehungen geht – als auch auf nonverbale Fähigkeiten, die zum Beispiel erforderlich sind, um subtile körpersprachliche Kommunikationsvorgänge verstehen und darauf reagieren zu können, aber auch um von (Rollen-)Vorbildern lernen und vermittelte Verhaltensweisen interpretieren und adaptieren zu können.

Begrenzte oder fehlende kommunikative Fähigkeiten können die Teilhabe an sozialen Kontakten und somit auch an Sozialisations-, Sexualisations- und Bildungsprozessen erheblich einschränken.

Menschen mit Autismus zeigen im Vergleich zu nicht-autistischen Menschen von Geburt an eine andere Art der Kommunikation, die nicht nur deren soziale Interaktion und den kommunikativen Austausch mit ihrer Umwelt, sondern zudem auch die verschiedenen Sexualisationsprozesse und das Durchleben der (psycho-)sexuellen Entwicklungsphasen beeinflusst.

Dies kann zur Folge haben, dass Autist_innen nicht oder nur begrenzt alters- und entwicklungstypische Erfahrungen sammeln können, wodurch nicht allein ihre sexuelle, sondern darüber hinaus auch ihre kognitive, sozio-emotionale und psychische Entwicklung erschwert werden können.

Um autistischen Menschen die Teilhabe an sozialen Kontakten und entwicklungsspezifischen Sexualisationsprozessen zu ermöglichen, gilt es, spezifische Veränderungen in ihren kommunikativen Fähigkeiten auszugleichen und ihnen Möglichkeiten an die Hand zu geben, um mit ihrer Umwelt in Kontakt zu treten, sich für diese verständlich auszudrücken und somit selbstwirksam zu werden.

Diese Möglichkeiten werden durch die verschiedenen Methoden der Unterstützten Kommunikation/UK bereitgestellt, mit deren Hilfe Autist_innen vor allem Schwierigkeiten im verbalen Bereich ausgleichen können, um sowohl eigene Bedürfnisse mitteilen als auch in einen überwiegend selbstbestimmten Austausch mit ihrem Umfeld treten zu können. Der Umgang beziehungsweise die Kommunikation mit den verschiedenen UK-Methoden muss von den Nutzer_innen erlernt und zudem fortwährend trainiert werden, wobei auch die einzelnen Methoden mitunter umstrukturiert oder variiert werden müssen, um für Autist_innen eine individuelle und ganzheitliche Kommunikation zu ermöglichen.

Im Alltag lassen sich die vorgestellten Methoden der Unterstützten Kommunikation vor allem dafür anwenden, dass die Nutzer_innen an alltäglichen Kommunikationsvorgängen, aber auch an spezifischen Lernprozessen teilhaben können und dass sie – noch über die Mitteilung individueller Bedürfnisse hinaus – aktiv ihre Umwelt mitgestalten können. Dies setzt voraus, dass nicht nur sie eine hohe Kommunikationsbereitschaft sowie die Motivation regelmäßigen Trainings aufbringen, sondern auch, dass die Bezugspersonen in ihrem Umfeld um die Notwendigkeit kommunikativer Teilhabe wissen und entsprechende Methoden und Kommunikationsmöglichkeiten bereitstellen.

Bezüglich der Teilhabe an Sexualisationsprozessen in den verschiedenen Bezugssystemen kann die Unterstütze Kommunikation autistischen Menschen nicht nur helfen, kommunikative Schwierigkeiten auszugleichen, sondern zudem als ein Sprachrohr zu ihrer Umwelt fungieren, um sexuelle Themen hinterfragen und sexuelles Wissen kumulieren zu können und um darüber hinaus in Beziehung mit anderen treten und wichtige zwischenmenschliche Beziehungserfahrungen sammeln zu können.

Hierfür ist es zwingend notwendig, dass die Personen im Umfeld selbst einen positiven Zugang zu Sexualität und sexuellen Themen haben, dass sie auch autistische Menschen als sexuelle Wesen mit entsprechenden Entwicklungspotenzialen und -bedürfnissen anerkennen und dass sie bereit sind, über die Kommunikation sexueller Inhalte und die Vermittlung sexuellen Wissens Autist_innen in ihrer Entwicklungsfähigkeit zu unterstützen.

Resümee

Das vorliegende Buch hat zum Ziel, die durch den Titel implizierte Fragestellung bezüglich der Bedeutung von Kommunikation und Sprache für die (psycho-)sexuelle Entwicklung und die Sexualisation zu beantworten und zudem die kumulierten Ergebnisse auf Menschen aus dem Autismus-Spektrum anzuwenden.

Zu diesem Zweck erfolgte eine umfangreiche Literaturstudie zu den wichtigen Themenbereichen Autismus, Sexualität und Kommunikation. Die Ergebnisse der daraus resultierenden Ausarbeitungen stellten das Fundament dieser Arbeit dar und wurden in den unterschiedlichen Kapiteln fortwährend aufgegriffen und aufeinander angewandt, sodass mithilfe dieses Vorgehens die Eingangsfrage ausführlich beantwortet wurde.

So wurde deutlich, dass kommunikative Fähigkeiten und der Zugang zu Sprache einen erheblichen Einfluss auf die (psycho-)sexuelle Entwicklung eines Menschen und dessen Teilhabe an den verschiedenen Sozialisations- und Sexualisationsprozessen haben. Demnach stellen der kommunikative Beziehungsaufbau und auch der Austausch mit anderen Menschen wichtige Grundlagen für die Bewältigung (psycho-)sexueller Entwicklungsaufgaben dar und ermöglichen darüber hinaus, mithilfe intrafamiliärer, peerbezogener oder institutioneller Sexualisation entwicklungsspezifisches Wissen und entwicklungsfördernde Erfahrungen zu sammeln.

In diesem Zusammenhang wurde gezeigt, welche Auswirkungen Veränderungen in der Kommunikation oder das Fehlen von Sprache – wie es häufig bei autistischen Menschen der Fall ist – auf eben diese Prozesse haben.

So können viele Autist_innen nicht nur schwer mit ihren Mitmenschen in Kontakt treten, sondern haben darüber hinaus Schwierigkeiten, an den auf Kommunikation und Sprache basierenden Sexualisationsprozessen teilzuhaben, wodurch ihnen wichtige Lernerfahrungen für die (psycho-)sexuelle Entwicklung, aber auch für die gesamte Persönlichkeitsentwicklung vorenthalten bleiben können.

Umso wichtiger ist es daher, alternative Kommunikationsmittel vor allem für autistische Menschen ohne oder nur mit geringem Zugang zur Verbalsprache zu finden und ihnen diese in sämtlichen Bezugssystemen bereitzustellen. Solche Hilfsmittel können beispielsweise die vorgestellten Methoden der Unterstützten Kommunikation/UK darstellen, welche über die basale Kommunikation im Alltag hinaus auch den Zugang zu Sexualisationsprozessen ermöglichen und somit die (psycho-)sexuelle Entwicklung autistischer Menschen positiv beeinflussen können.

Im Verlauf der Arbeit wurde deutlich, dass, um Menschen mit Autismus in ihrer sexuellen Entwicklung fördern und ihnen den Zugang zu Sexualisation ermöglichen zu können, ein erheblicher Handlungs- und Aufklärungsbedarf sowohl bezogen auf Fachleuchte, Eltern, und Angehörige als auch für Autist_innen selbst besteht.

So benötigen Pädagog_innen, Betreuer_innen und pflegerische Fachkräfte nicht nur autismusspezifisches Grundwissen, sondern zudem ein grundlegendes Verständnis von sexuellen Themen und einen ganzheitlichen Zugang zu Sexualität, wie beispielsweise zur Bedeutung (psycho-)sexueller Entwicklung, zu altersspezifischen Entwicklungsaufgaben und damit einhergehenden Verhaltensweisen sowie einen Zugang zum Verständnis der lebenslangen Entwicklungsbedürftigkeit menschlicher Sexualität. Des Weiteren bedarf es des Wissens darüber, wie man mit Autist_innen kommunizieren und welche Sprache am besten genutzt werden kann, um nicht nur weltliche Zusammenhänge zu erklären und die Kommunikation von Bedürfnissen möglich zu machen, sondern um vor allem das Thema Sexualität zu einer Selbstverständlichkeit im Alltag werden zu lassen.

Hierzu ist es notwendig, dass Pädagog_innen und Betreuer_innen sich mit den Methoden der Unterstützten Kommunikation auseinandersetzen, um nicht-sprechenden Autist_innen Möglichkeiten zur Kommunikation mit der Umwelt und zur aktiven Partizipation am gesamten Alltags- und Bildungsgeschehen – und somit auch an sexuellen Bildungsprozessen – einräumen zu können.

Da viele Autist_innen aufgrund verschiedener Veränderungen in den einzelnen Entwicklungsbereichen ein Leben lang abhängig von pflegerischer Unterstützung und einer umfangreichen Betreuung in allen Lebens- und Alltagsbereichen bleiben, ist es wichtig, dass pflegerische Fachkräfte beispielsweise über die Bedeutung geschlechtsspezifischer Pflege und Sexualität im pflegerischen Kontext aufgeklärt werden. Zudem ist es vor allem im Kontext institutioneller Unterbringung in Wohnheimen und -gruppen wichtig, dass die Betreuer_innen den autistischen Klient_innen entsprechende Frei- und Lernräume für sexuelle Entwicklung und Erfahrungen ermöglichen und diese Prozesse mit entsprechendem Fachwissen begleiten.

Für Eltern und Angehörige autistischer Menschen ist es notwendig, dass sie nicht nur frühzeitig pädagogische und therapeutische Hilfen für die Förderung und Erziehung ihres Kindes in Anspruch nehmen können, sondern dass sie im Zuge der Zusammenarbeit mit Autismus-Ambulanzen, Therapie- und Beratungszentren auch über die Natürlichkeit sexueller Entwicklung und das Selbstverständnis von Sexualität bei autistischen Menschen aufgeklärt werden. Sie müssen dabei unterstützt werden, ihr autistisches Kind oder den autistischen Jugendlichen als sexuelle Wesen zu verstehen, die entsprechende Entwicklungsphasen durchlaufen und die bei der Bewältigung der jeweiligen Entwicklungsaufgaben vor allem auch von ihren Eltern und Bezugspersonen entsprechend begleitet werden müssen. Zudem bedarf es für die Unterstützung der Bezugspersonen eines regelmäßigen Austauschs sowohl mit sexualpädagogisch geschultem Fachpersonal sowie mit anderen Eltern, Angehörigen und Autist_innen, um ihnen die Scheu vor dem Thema Sexualität zu nehmen und ihnen die Möglichkeit einzuräumen, aus den Erfahrungen anderer zu lernen.

Aber auch den Autist_innen selbst müssen bereits frühzeitig entsprechende Kompetenzen vermittelt werden, um Kommunikationsprobleme überwinden und adäquate Kommunikationsmittel finden zu können, um somit selbstbestimmt und aktiv an den unterschiedlichen Sozialisations- und Sexualisationsprozessen teilhaben zu können. Hierzu zählen beispielsweise ein frühestmöglicher Beginn der Arbeit mit der Unterstützten Kommunikation in den verschiedenen Bezugssystemen, der Erwerb sozialer und kommunikativer Fähigkeiten mithilfe spezifischer sozialer Kompetenztrainings sowie die Vermittlung sexuellen Grundwissens – je nach kognitiven und kommunikativen Fähigkeiten und entsprechend des jeweiligen (psycho-)sexuellen Entwicklungsstandes – durch Eltern und Bezugspersonen, Pädagog_innen oder therapeutische Fachkräfte.

Weit über die Notwendigkeit umfangreicher Aufklärungs- und Unterstützungsmaßnahmen für autistische Menschen, deren Bezugspersonen oder Fachkräfte hinaus ist jedoch eine Sensibilisierung der gesamten Gesellschaft sowohl für Autismus an sich als auch für die Natürlichkeit sexueller Bedürfnisse und sexueller Bildungs- und Entwicklungsfähigkeit zwingend erforderlich. Hierfür ist nicht nur eine entsprechende Öffentlichkeitsarbeit, sondern vielmehr auch die Implementierung autismusspezifischer und sexualwissenschaftlicher Inhalte in sämtliche pädagogische und erzieherische Ausbildungs- und Studieninhalte unabdingbar.

Die Behandlung des vorliegenden Themas hat nicht nur zur Beantwortung der Ausgangsfrage und zur Feststellung des daraus folgenden Handlungsbedarfes geführt, sondern zudem aufgezeigt, das *Autismus und Sexualität* ein sehr vielschichtiges, spannendes und kaum bearbeitetes Thema ist.

Die vorliegende Publikation soll einen Beitrag dazu leisten, zukünftige Forschungsprojekte anzustoßen, und hierfür erste grundlegende Erkenntnisse bereitstellen.

Literatur

Achilles, I. (2010). *Was macht ihr Sohn denn da? Geistige Behinderung und Sexualität* (5. Aufl.). München: Ernst Reinhard.

Adams, W. V. & Sheslow, D. V. (1983). A Developmental Perspective of Adolescence. In E. Schopler & G. B. Mesibov (Hrsg.), *Autism in Adolescents and Adults* (S. 11–36). New York: Plenum Press.

Allers, R. (1925). Begriff und Methodik der Deutung. In O. Schwarz (Hrsg.), *Psychogenese und Psychotherapie körperlicher Symptome.* Wien: Springer.

Attwood, T. (2008). *Ein ganzes Leben mit dem Asperger-Syndrom. Alle Fragen – alle Antworten. Von Kindheit bis Erwachsensein: Was Menschen mit Asperger-Syndrom weiterhilft.* Stuttgart: TRIAS.

Bach, H. (2006). *Wer tauscht mit mir? Kommunikationsförderung autistischer Menschen mit dem »Picture Exchange Communication System«.* Stuttgart: ibidem–Verlag.

Bernard-Opitz, V. (2007). *Kinder mit Autismus-Spektrum-Störungen (ASS). Ein Praxishandbuch für Therapeuten, Eltern und Lehrer* (2. Aufl.). Stuttgart: Kohlhammer.

Bieber, M. (2014). Die vorsprachliche Kommunikation im ersten Lebensjahr. http://www.kita-fachtexte.de/uploads/media/KiTaFT_bieber_II_2014.pdf (07.07.2014).

Bier, A. (1989). *Zärtlichkeit und Sexualität autistischer Menschen. Eine deskriptive Studie aus der Sicht der Eltern.* Weinheim: Deutscher Studien Verlag.

Biklen, D. & Schubert, A. (1991). New Words: The Communication of Students with Autism. *Remedial and Special Education, 12*(6), 46–57.

Borchardt, K., Borchardt D., Kohler, J. & Kradolfer, F. (2005). *Sensorische Verarbeitungsstörung. Theorie und Therapie der Sensorischen Integration.* Idstein: Schulz-Kirchner.

Bosch, E. (2006). *Sexualität und Beziehungen bei Menschen mit einer geistigen Behinderung* (2. Aufl.). Tübingen: dgvt-Verlag.

Böhme, G. (2003). *Sprach-, Sprech-, Stimm- und Schluckstörungen. Band 1: Klinik* (4. Aufl.). München, Jena: Urban & Fischer.

Bölte, S. (Hrsg.). (2009). *Autismus. Spektrum, Ursachen, Diagnostik, Intervention, Perspektiven.* Bern: Hans Huber.

Braun, U. & Baunach, M. (2010). Unterstützte Kommunikation in der Sonderschule. In E. Wilken (Hrsg.), *Unterstützte Kommunikation. Eine Einführung in Theorie und Praxis* (3. Aufl.; S. 105–118). Stuttgart: Kohlhammer.

Brauns, A. (2004). *Buntschatten und Fledermäuse. Mein Leben in einer anderen Welt* (6. Aufl.). München: Goldmann.

Bundschuh, K. & Basler-Eggen, A. (2000). *Gestützte Kommunikation (FC) bei Menschen mit schwerer Kommunikationsbeeinträchtigung.* München: Bayrisches Staatsministerium für Arbeit und Sozialordnung, Familie, Frauen und Gesundheit.

BZgA (Hrsg.). (2010). *Liebevoll begleiten. Körperwahrnehmung und körperliche Neugier kleiner Kinder.* Köln: Bundeszentrale für gesundheitliche Aufklärung.

Carstensen, K. (2009). *Das Asperger-Syndrom. Sexualität, Partnerschaft und Elternsein.* Norderstedt: Books on Demand GmbH.

Castañeda, C. & Hallbauer, A. (2013). *Einander verstehen lernen. Ein Praxisbuch für Menschen mit und ohne Autismus.* Kiel: Holtenauer Verlag.

Dalferth, M. (1995). *Behinderte Menschen mit Autismus-Syndrom. Probleme der Perzeption und der Affektivität. Ein Beitrag zum Verständnis und zur Genese der Behinderung* (2. Aufl.). Heidelberg: Universitätsverlag C. Winter – Ed. Schindele.

Dose, M. (2013). Differentialdiagnostische Abgrenzung autistischer Störungen im Erwachsenenalter. In Bundesverband autismus Deutschland e. V. (Hrsg.), *Inklusion von Menschen mit Autismus* (2. Aufl.; S. 218–234). Karlsruhe: Loeper Literaturverlag.

Dönhoff, K. (1971). *Entwicklungsphänomene, Pubertätsprobleme und sexualpädagogische Aufklärung behinderter Kinder und Jugendlicher.* Neuburgweiher: Bundesministerium für Jugend, Familie und Gesundheit.

Fend, H. (2003). *Entwicklungspsychologie des Jugendalters. Ein Lehrbuch für pädagogische und psychologische Berufe.* Opladen: Leske + Budrich.

Freud, S. (2010). *Drei Abhandlungen zur Sexualtheorie* (6. Aufl.). Stuttgart: Reclam.

Frith, U. (2013). *Autismus. Eine sehr kurze Einführung.* Bern: Hans Huber.

Gillberg, C. (1995). Sexualität und Autismus. In *Autismus und Familie. Bericht der 8. Bundestagung des Bundesverbandes »Hilfe für das autistische Kind e. V.«.* Hamburg: Hilfe für das autistische Kind.

Grandin, T. & Scariano, M. (1986). *Emergence Labelled Autistic.* Costello: Turnbride Wells.

Grandin, T. (1992). Calming Effects of Deep Touch Pressure in Patients with Autistic Disorder, College Students, and Animals. In *Journal of Child and Adolescent Psychopharmacology, 2*(1), 63–72.

Harracopos, D. & Pedersen, L. (2010). Sexuality and Autism. Danish Report. http://www.autismuk.com/?page_id=1293 (22.03.2014)

Haus, M. (2012). Interkulturelle Psychotherapie. Psychotherapie mit Asylwerbern in Vorarlberg aus Sicht der Existenzanalyse. http://www4.existential-analysis.org/uploads/media/Haus_2012_AA_458.pdf (20.06.2014)

Häußler, A. (2010). TEACCH – ein kommunikationsorientierter Ansatz zur ganzheitlichen Förderung von Menschen mit Autismus. In E. Wilken. (Hrsg.), *Unterstützte Kommunikation. Eine Einführung in Theorie und Praxis* (3. Aufl.; S. 141–162). Stuttgart: Kohlhammer.

Hellbrügge, T. & Schneeweiß, B. (Hrsg.). (2013). *Sprache, Kommunikation und soziale Entwicklung. Frühe Diagnostik und Therapie.* Stuttgart: Klett-Cotta.

Hénault, J. (2006). *Asperger's Syndrome and Sexuality. From Adolescence through Adulthood.* London, Philadelphia: Jessica Kingsley Publishers.

Herrath, F. Sexualität und Autismus oder: Was behindert Sexualität? http://www.isp-dortmund.de/downloadfiles/F._Herrath__Sexualitat_und_Autismus.pdf (25.02.2014).

Hornung, R., Buddeberg, C. & Bucher, T. (Hrsg.). (2004). *Sexualität im Wandel.* Zürich: vdf Hochschulverlag.

Jørgensen, O. S. (2002). *Asperger. Syndrom zwischen Autismus und Normalität. Diagnostik und Heilungschancen.* Weinheim, Basel: Beltz.

Kallenbach, K. (2006). Infantile Cerebralparese (ICP) – frühkindliche cerebrale Bewegungsstörungen. In Ders. (Hrsg.), *Körperbehinderungen. Schädigungsaspekte, psychosoziale Auswirkungen und pädagogisch-rehabilitative Maßnahmen* (S. 59–90). Bad Heilbrunn: Klinkhardt.

Kamp-Becker, I. & Bölte, S. (2011). *Autismus.* München: Reinhardt.

Klipcera, C. & Innerhofer, P. (2002). *Die Welt des frühkindlichen Autismus* (3. Aufl.). München: Reinhardt.

Kluge, N. (2008a). Der Mensch – ein Sexualwesen von Anfang an. In R.-B. Schmidt & U. Sielert (Hrsg.), *Handbuch Sexualpädagogik und sexuelle Bildung* (S. 69–77). Weinheim, München: Juventa.

Kluge, N. (2008b). Sexuelle Bildung: Erziehungswissenschaftliche Grundlegung. In R.-B. Schmidt & U. Sielert (Hrsg.), *Handbuch Sexualpädagogik und sexuelle Bildung* (S. 115–123). Weinheim, München: Juventa.

Köhler, A. (2010). *Fibromyalgie. Ursachen und Therapie einer chronischen Schmerzerkrankung.* Stuttgart: Klett-Cotta.

Kulbe, A. (2009). *Grundwissen Psychologie, Soziologie und Pädagogik. Lehrbuch für Pflegeberufe* (2. überarb. Aufl.). Stuttgart: Kohlhammer.

Lautmann, R. (2008). Gesellschaftliche Normen der Sexualität. In Schmidt, R.-B., Sielert, U. (Hrsg.), *Handbuch Sexualpädagogik und sexuelle Bildung* (S. 209–223). Weinheim, München: Juventa.

Lawson, W. (2005). *Sex, Sexuality and the Autism Spectrum.* London, Philadelphia: Jessica Kingsley Publishers.

Machleidt, W., Bauer, M., Lamprecht, F., Rose, H. K. & Rhode-Dachser, C. (2004). *Psychiatrie, Psychosomatik und Psychotherapie* (7. akt. Aufl.). Stuttgart: Thieme.

Nichols, S., Moravcik, G. M. & Pulver Tetenbaum, S. (2009). *Girls Growing Up on the Autism Spectrum. What Parents and Professinals Should Know About the Pre-teen and Teenage Years.* London, Philadelphia: Jessica Kingsley Publishers.

Noterdaeme, M. (2013). Frühe Diagnostik und Behandlung von Autismus-Spektrums-Störungen. In T. Hellbrügge & B. Schneeweiß (Hrsg.), *Sprache, Kommunikation und soziale Entwicklung. Frühe Diagnostik und Therapie* (S. 129–140). Stuttgart: Klett-Cotta.

Nußbeck, S. (2000). *Gestützte Kommunikation. Ein Ausdrucksmittel für Menschen mit geistiger Behinderung?* Göttingen, Bern, Toronto, Seattle: Hogrefe.

Nußbeck, S. (2010). Das Konzept der Gestützten Kommunikation. Beschreibung und kritische Bewertung. In E. Wilken (Hrsg.), *Unterstützte Kommunikation. Eine Einführung in Theorie und Praxis* (3. Aufl.; S. 187–209). Stuttgart: Kohlhammer.

Oerter, R. & Dreher, E. (1998). Jugendalter. In R. Oerter & L. Montada (Hrsg), *Entwicklungspsychologie* (S. 310–395). Weinheim: Psychologie Verlags Union.

Ortland, B. (2008). *Behinderung und Sexualität. Grundlagen einer behinderungsspezifischen Sexualpädagogik.* Stuttgart: Kohlhammer.

Osthoff, R. (2008). Sexuelle Sprache und Kommunikation. In R.-B. Schmidt & U. Sielert (Hrsg.), *Handbuch Sexualpädagogik und sexuelle Bildung* (S. 99–114). Weinheim, München: Juventa.

Otto, K. & Wimmer, B.(2013). *Unterstützte Kommunikation. Ein Ratgeber für Eltern, Angehörige sowie Therapeuten und Pädagogen* (4. Aufl.). Idstein: Schulz-Kirchner Verlag.

Papoušek, M. (2013). Anfänge des Spracherwerbs im Entwicklungskontext der frühen Eltern-Kind-Kommunikation. In T. Hellbrügge & B. Schneeweiß (Hrsg.), *Sprache, Kommunikation und soziale Entwicklung. Frühe Diagnostik und Therapie* (S. 13–38). Stuttgart: Klett-Cotta.

Payer, M. (2000). Internationale Kommunikationskulturen. 3. Verbale Kommunikation. 3. Funktionen von Sprache. http://www.payer.de/kommkulturen/kultur033.htm (29.05.2014).

Pinker, S. (1994). *The Language Instinct.* New York: Harper Collins.

Poustka, F., Bölte, S., Feineis-Matthews, S. & Schmötzer, G. (2004). *Autistische Störungen. Leitfaden Kinder- und Jugendpsychotherapie* (Bd. 5). Göttingen, Bern, Toronto, Seattle: Hogrefe.

Preißmann, C. (2009). *Psychotherapie und Beratung bei Menschen mit Asperger-Syndrom. Konzepte für eine erfolgreiche Behandlung aus Betroffenen- und Therapeutensicht* (2. überarb. und erw. Aufl.). Stuttgart: Kohlhammer.

Preißmann, C. (2013). Konkretes Wortverständnis. Von hochklappbaren Gehsteigen und einem Strichmacher, der sich auch Flugzeug nannte. In B. Schirmer (Hrsg.), *Buchstäblich und wort-wörtlich, oder: Die Welt der hochgeklappten Gehsteige. Konkretismus in Psychologie, Psychopathologie und Psycholinguistik mit besonderer Berücksichtigung von Autismus-Spektrums-Störungen* (S. 183–191). Berlin: Weidler.

Remschmidt, H. (2008). *Autismus. Erscheinungsformen, Ursachen, Hilfen* (4. überarb. und akt. Aufl.). München: C. H. Beck.

Remschmidt, H., Schmidt, M. & Poustka, F. (Hrsg.). (2006). *Multitaxiales Klassifikationsschema für psychische Störungen des Kindes und Jugendalters nach ICD-10 der WHO. Mit einem synoptischen Vergleich von ICD-10 und DSM-IV* (5. vollst. überarb. und erw. Aufl.). Bern: Hans Huber.

Renner, G. (2004). *Theorie der Unterstützten Kommunikation. Eine Grundlegung.* Berlin: Marhold.

Reynolds, K. E. (2014). *Sexuality and Severe Autism. A Practical Guide for Parents, Caregivers and Health Educators.* London, Philadelphia: Jessica Kingsley Publisher.

Rögener, U. (1999). Autismus – Erscheinungsbild und Verständnis. http://www.beratungszentrum-alsterdorf.de/cont/UteRoegener.pdf (12.06.2010).

Rollett, B. (2002). Frühe Kindheit, Störungen, Entwicklungsrisiken, Förderungsmöglichkeiten. In R. Oerter & L. Montada (Hrsg.), *Entwicklungspsychologie* (5. vollst. überarb. Aufl.). Weinheim, Basel, Berlin: Beltz.

Rollet, B. & Kastner-Koller, U. (2001). *Autismus. Ein Leitfaden für Eltern, Erzieher, Lehrer und Therapeuten* (2. Aufl.). München, Jena: Urban & Fischer.

Schirmer, B. (2006a). *Elternleitfaden Autismus.* Stuttgart: Trias.

Schirmer, B. (Hrsg.). (2006b). *Psychotherapie und Autismus.* Tübingen: Dgvt-Verlag.

Schirmer, B. (2010). *Schulratgeber Autismus-Spektrum-Störungen. Ein Leitfaden für LehrerInnen.* München: Reinhardt.

Schirmer, B. (2013). Konkretismus – Hirnforschung – Autismus. In Ders. (Hrsg.), *Buchstäblich und wort-wörtlich, oder: Die Welt der hochgeklappten Gehsteige. Konkretismus in Psychologie, Psychopathologie und Psycholinguistik mit besonderer Berücksichtigung von Autismus-Spektrums-Störungen* (S. 119–139). Berlin: Weidler.

Schmauch, U. (2004). Sexualität und Sozialisation – am Beispiel der wechselseitigen sexuellen Sozialisation zwischen Jugendlichen und ihren Eltern. In R. Hornung, C. Buddeberg & T. Bucher (Hrsg.), *Sexualität im Wandel* (S. 91–114). Zürich: vdf Hochschulverlag.

Schmidt, R.-B. & Sielert, U. (Hrsg.). *Handbuch Sexualpädagogik und sexuelle Bildung.* Weinheim, München: Juventa.

Schuhrke, B. (1999). *Kindliche Körperscham und familiäre Schamregeln. Eine qualitative Studie im Auftrag der BzgA.* Köln: Bundeszentrale für gesundheitliche Aufklärung.

Schuster, D. & Hafner, M. (2005). Kommunikation: Tausende Sprachen, eine Bedeutung. http://www.dieuniversitaetonline.at/dossiers/beitrag/news/kommunikation-tausende-sprachen-eine-bedeutung/367.html (08.06.2014).

Schweinberger, B. (2009). Methoden der Unterstützten Kommunikation für Menschen mit Autismus – Analyse und Vergleich anhand von dreizehn Kriterien. http://othes.univie.ac.at/4824/1/2009-03-08_9806369.pdf (05.04.2014).

Senckel, B. (2002). *Mit geistig Behinderten leben und arbeiten* (6. Aufl.). München: C.H. Beck.

Sielert, U. (2005a). *Einführung in die Sexualpädagogik.* Weinheim, Basel: Beltz.

Sielert, U. (2005b). Sexuelle Bildung von Anfang an! Sexualität und Sexualerziehung im Bildungsauftrag von Kindertagesstätten. http://www.isp-dortmund.de/downloadfiles/vortrag_Sielert_-_Sexuelle_Bildung.pdf (11.07.2014).

Sigman, M. & Capps, L. (2000). *Autismus bei Kindern. Ursachen, Erscheinungsformen und Behandlung.* Bern: Hans Huber.

Snippe, K. (2013). *Autismus. Wege in die Sprache.* Idstein: Schulz-Kirchner Verlag.

Specht, R. (2008). Sexualität und Behinderung. In R.-B. Schmidt & U. Sielert (Hrsg.), *Handbuch Sexualpädagogik und sexuelle Bildung* (S. 295–308). Weinheim, München: Juventa.

Theunissen, G. & Paetz, H. (2011). *Autismus. Neues Denken – Empowerment – Best-Practice.* Stuttgart: Kohlhammer.

Valtl, K. (2008). Sexuelle Bildung: Neues Paradigma einer Sexualpädagogik für alle Lebensalter. In R.-B. Schmidt & U. Sielert (Hrsg.), *Handbuch Sexualpädagogik und sexuelle Bildung* (S. 125–141). Weinheim, München: Juventa.

Voigt, F. (2013). Sprache und Kognition: Eine Vielfalt von Beziehungen. In T. Hellbrügge & B. Schneeweiß (Hrsg.), *Sprache, Kommunikation und soziale Entwicklung. Frühe Diagnostik und Therapie* (S. 68–79). Stuttgart: Klett-Cotta.

Vorwerg, C. (2013). Konkretismus in der Sprachverarbeitung: Wörtliche Interpretationen nichtwörtlich gemeinter Sprache. In B. Schirmer (Hrsg.), *Buchstäblich und wort-wörtlich, oder: Die Welt der hochgeklappten Gehsteige. Konkretismus in Psychologie, Psychopathologie und Psycholinguistik mit besonderer Berücksichtigung von Autismus-Spektrums-Störungen* (S. 9–118). Berlin: Weidler.

Walden, R. (2014) Sequenzen von Skepsis (169). http://raymond-walden.blogspot.de/2014/02/sequenzen-von-skepsis-169.html (18.07.2014).

Walter, J. (2005). Pubertätsprobleme bei Jugendlichen mit geistiger Behinderung. In J. Walter (Hrsg.), *Sexualität und geistige Behinderung* (6. Aufl.; S. 160–173). Heidelberg: Universitätsverlag Winter.

Wanzeck-Sielert, C. (2008). Sexualität im Kindesalter. In R.-B. Schmidt & U. Sielert (Hrsg.), *Handbuch Sexualpädagogik und sexuelle Bildung* (S. 363–370). Weinheim, München: Juventa.

Watzlawik, P., Beavin, J. H. & Jackson, D. D. (Hrsg.). (2012). *Menschliche Kommunikation. Formen, Störungen und Paradoxien* (12. Aufl.). Bern: Hans Huber.

Wellach, K. (1999). Zur Sexualerziehung körperbehinderter Menschen. In H. Bergeest & G. Hansen (Hrsg.), *Theorien der Körperbehindertenpädagogik* (S. 269–280). Bad Heilbrunn: Klinkhardt.

Wildegger-Lack, E. (2009). Aussprachestörung – Phonetik. In M. Grohnfeldt (Hrsg), *Lehrbuch der Sprachheilpädagogik und Logopädie. Band 2: Erscheinungsformen und Störungsbilder* (3. Aufl.; S. 26–38). Stuttgart: Kohlhammer.

Wilken, E. (Hrsg.). (2010). *Unterstützte Kommunikation. Eine Einführung in Theorie und Praxis* (3. Aufl.). Stuttgart: Kohlhammer.

Winkler, J. (2014). *Autismus im Kontext der Neurowissenschaft. Besteht ein Zusammenhang zwischen autismusspezifischen Symptomen und dem Spiegelneuronensystem?*. Hamburg: Bachelor + Master Publishing.

Winter-Messiers, M. A., Herr, C. M., Wood, C. E., Brooks, A. P. et al. (2007). How Far Can Brian Ride the Daylight 4449 Express? A Strength-Based Model of Asperger Syndrome Based on Special Interest Areas. *Focus On Autism And Other Developmental Disabilities, 22*, 67–69.

Zaboura, N. (2009). *Das empathische Gehirn. Spiegelneuronen als Grundlage menschlicher Kommunikation.* Wiesbaden: VS Verlag für Sozialwissenschaften, GWV Fachverlage GmbH.

Internetquellen

Advocates for Youth. Parent-Child Communication. http://www.advocatesforyouth.org/for-parents-parentchild (25.03.2014).

Anders als Andere? Autismus und Sexualität. http://www.fgz-goettingen.de/downloads/Autismus_und_Sexualitaet.pdf (03.03.2014).

Ashkenazy, E. & Yergeau, M. (Hrsg.). (2013). Relationships & Sexuality. http://autismnow.org/wp-content/uploads/2013/02/Relationships-and-Sexuality-Tool.pdf (24.03.2014).

Bundesministerium für Arbeit und Soziales (2010). UN-Behindertenrechtskonvention. http://www.bmas.de/portal/2888/propert=pdf/uebereinkommen_ueber_die_rechte_behinderter_menschen.pdf (24.04.2014).

Center for Autism Middletown. Autims Spectrum Disorder. Relationships and Sexuality. *Research Bulletin, 5.* http://www.middletownautism.com/fs/doc/publications/sexuality.pdf (24.03.2014).

Deutsches Institut für Medizinische Dokumentation und Information (Hrsg.). (2009). Internationale statistische Klassifikation der Krankheiten und verwandter Gesundheitsprobleme ICD-10. http://www.dimdi.dem/dynamic/de/klassi/downloadcenter/icd-10gm/version2010/systematik/ (12.06.2010).

Monarch Center for Autism. Sexuality. Understanding Sexuality. http://monarchcenterforautism.org/adulthood/sexuality (24.03.2014).

Prentke Romich GmbH (2014). METACOM-Bildersammlung Version 6. http://shop.prentke-romich.de/Hilfsmittel-zur-Therapie/METACOM-Bildersammlung-Version-6::77.html (16.04.2014).

REHAVISTA GmbH (2014a). Boardmaker. http://www.rehavista.de/?at=Produkte&p=51702-win (16.04.2014).

REHAVISTA GmbH (2014b). Symbolsammlung METACOM 5.0. http://www.rehavista.de/?at=Produkte&p=51750-1 (16.04.2014).

Reha Media Handelsgesellschaft mbH (2014a). SUPER TALKER. http://www.rehamedia.de/produkte/kommunikationshilfen/mit_symboleingabe/c/mit_symboleingabe/p/super_talker/cHash =7528df218de5ffcbe458d7e2b910d440 (09.04.2014).

Reha Media Handelsgesellschaft mbH (2014b). GO TALK EXPRESS 32. http://www.rehamedia.de/produkte/kommunikationshilfen/mit_symboleingabe/c/mit_symboleingabe/p/go_talk_express_32/cHash=77fa98bdd5b19 895d9fd949c7b0b11b8 (09.04.2014).

Reha Media Handelsgesellschaft mbH (2014c). LIGHTWRITER SL 40 CONNECT. http://www.rehamedia.de/produkte/kommunikationshilfen/mit _schrifteingabe/c/mit_schrifteingabe/p/lightwriter_sl40_connect/cHash=089b82d7092ce24871b6cfcdcab581fb (09.04.2014).

Sexuality and Autism. TEACCH Report. http://www.autismuk.com/?page_id=1307 (22.03.2014).

Steininger, A. (2001). Frühkindlicher Autismus. Ursachen, Symptomatik und Behandlungsmöglichkeiten. http://www.studentshelp.de/p/referate/02/5954.htm (24.03.2014).

The National Autistic Society. Sex education and puberty. http://www.autism.org.uk/living-with-autism/communicating-and-interacting/sex-education-and-children-and-young-people-with-an-asd.aspx (24.03.2014).

University of North Carolina (Hrsg.). (2006). TEACCH Autism Program. http://www.teacch.com/supportedemployment.html (12.06.2010).

Van der Kooij (2014). PICTO-SELECTOR. http://www.pictoselector.eu/ (16.04.2014).